臨床検査学
実習書シリーズ

微生物検査学
実習書

監修 一般社団法人
日本臨床検査学教育協議会
編 森田耕司

医歯薬出版株式会社

『臨床検査学実習書シリーズ』の発行にあたって

　臨床検査技師教育は昭和46年（1971年）にその制度が制定されて以来，本年で37年目を迎えた．また衛生検査技師教育を含めると約半世紀がたとうとしている．その間に臨床検査学の教育内容も充実し，確立したものとなった．今から約8年前の平成12年（2000年）に臨床検査技師学校養成所指定規則の改正が行われ，カリキュラムが大綱化された．それは科学技術の発展に即応した先端技術教育の実践や，医療人として豊かな人間性と高い倫理性をもつ人材の育成，そして総合的なものの考え方や広い視野の下で，医療ばかりではなく，予防医学・健康科学・食品衛生・環境検査などにも対応できる教育の充実を目標として改正されたものだった．時代の変遷とともに求められる臨床検査技師というものが変化し，技術主体から問題解決能力をもつ臨床検査技師の育成が求められるようになった．しかし，いくら自動化や機械化が進んだとしても臨床検査技師の養成に技術教育をお座なりにしてよいものではない．卒前教育において十分な基礎技術を身につけ，現場においてどんな場面においても的確に対応できる人材が必要となる．

　有限責任中間法人日本臨床検査学教育協議会は平成18年（2006年）の法人化に伴い事業の一環として実習書の発行を企画した．その目的は，現在，標準となる臨床検査学の実習書がないこと，そして実習内容は各養成施設独自に定められており卒前教育として必要な技術が明確になっていないことなどがあげられる．それに加え，学内実習の標準化がなされれば臨地実習の内容統一にもつながってくることが期待される．このようなことからも実習書の作成は急務なものであった．医歯薬出版株式会社の協力の下，この『臨床検査学実習書シリーズ』が発行されることは，今後の臨床検査技師教育の発展に大きな足跡を残すことになると編者一同自負している．

　編者は日本臨床検査学教育協議会の理事を担当されている先生に，そして執筆者は現在，教育に携わっている先生方を中心にお願いした．いずれも各専門科目において活躍し，成果を上げられている方がたである．

　利用するであろう臨床検査技師養成施設の学生は，本書を十分に活用して，臨床検査技師として必要な技術を身につけていただき，将来社会で大いに活躍することを願うものである．

2008年8月

有限責任中間法人（現・一般社団法人）日本臨床検査学教育協議会・理事長

三村　邦裕

序文

　感染症は時代の流れとともに変貌している．わが国では，感染力（伝染力）の強い微生物による感染症（急性伝染病）は減少しているが，医療の進歩が基礎疾患・医原性要因による宿主条件の変化や抗菌薬耐性菌の出現・増加をもたらし，平素無害微生物による日和見感染・医療関連感染が社会的な問題にまで発展している．一方，海外に目を向けると，細菌性赤痢やコレラなどの急性伝染病に悩まされている国や地域も少なくない．このような現況下，医療の現場はもとより，保健衛生行政，国際医療協力などさまざまな分野が微生物検査の知識と技術を必要としている．今後は，わが国の臨床検査技師が開発途上国などで感染制御のスペシャリストとして活躍する機会も多くなるであろう．

　検査技術の進歩はめざましく，微生物検査においても自動同定装置，自動薬剤感受性測定装置，自動血液培養装置などの自動機器が日常的に使用されるようになってきた．また，抗酸菌の検査などでは分子生物学的手法を取り入れた遺伝子検出のように，先端技術を駆使した検査法の実用化が進んでいる．しかし，このような技術革新のなかにあっても，1876年にRobert Kochが*Bacillus anthracis*の純粋培養に成功してから今日まで，培地を用いた培養検査が微生物検査の基本であることに変わりはない．また，1884年にChristian Gramが開発したGram（グラム）染色は，手技・試薬の改良を経た現在，微生物検査に必須な染色法であり，救急医療の現場における重症感染症の迅速診断にも貢献している．このようなことから，卒前教育としての微生物検査実習においては，目に見えない病原体を対象とした"培養検査の意義を理解すること"および"基本的な培養操作を習得すること"が重要な課題となる．

　今般の「臨床検査学実習書シリーズ 微生物検査学 実習書」発刊の目的は，臨床検査技師教育施設の学生と教員を対象とした"標準的な実習書"の作成であるが，さまざまな培地を駆使する微生物検査では，検査室ごとに使用する培地や手技に相違のあること，つまり流儀が異なることが少なくない．このような相違は教育施設の学内実習においても同様に認められる．そこで本書では，教育現場での経験が豊富で臨床現場に対する理解が深く，感染制御にも高い見識をもちあわせていらっしゃる先生方の視点から，"標準的"な実習内容をご執筆いただくことにした．

　本書は，感染制御を視野に入れた微生物の取り扱いと基本操作，染色法，薬剤感受性検査法，主要な細菌と真菌の検査法，検査材料別検査法，薬剤耐性菌の伝播・拡散に関与するRプラスミドの簡便な分析法について記載されており，いずれも臨床検査技師の卒前教育に必要かつ重要な内容である．

　微生物検査の学内実習書として，また臨地実習時の参考書として，"流儀"を超えて活用していただければ幸である．

2012年6月

編者・執筆者を代表して　森田　耕司

臨床検査学実習書シリーズ
微生物検査学実習書

目次

『臨床検査学実習書シリーズ』の発行にあたって　iii
序文　v
カラー口絵　ix

I── 微生物検査学実習の到達目標　1

1　微生物検査学実習の到達目標　2

II── 微生物の取り扱いに必要な心構えと基本操作　5

1　微生物の取り扱いに必要な心構えと基本操作　6

III── 染色法　21

1　染色操作の概略　22
2　Gram 染色　23
3　特殊染色　25
　A．抗酸性染色（抗酸菌染色）　25
　B．芽胞染色　27
　C．莢膜染色　28
　D．鞭毛染色　29
　E．異染小体染色（異染体染色，ナイセル小体染色）　30
　F．その他の染色法　31

IV── 薬剤感受性検査法　35

1　薬剤感受性検査法　36
　1　ディスク拡散法－1濃度法　36
　2　寒天平板希釈法　40
　3　微量液体希釈法　42
　4　β-ラクタマーゼの検査法　44
　5　薬剤耐性遺伝子の検査法　45

V　主要細菌の検査法　　49

1. スタフィロコッカス属　　50
2. ストレプトコッカス属とエンテロコッカス属　　55
3. ナイセリア属　　61
4. 腸内細菌の主要菌種　　65
5. ビブリオ属　　78
6. ヘモフィルス属　　82
7. シュードモナス科およびその他のブドウ糖非発酵 Gram 陰性桿菌　　85
8. レジオネラ属　　90
9. カンピロバクター属とヘリコバクター属　　93
10. リステリア属とコリネバクテリウム属　　96
11. バシラス属　　99
12. マイコバクテリウム属　　101
13. 嫌気性菌　　105
14. マイコプラズマ属　　115

VI　病原真菌の検査法　　119

1. 病原真菌の検査法　　120
   1. 真菌検査の概要　120
   2. 病原性酵母　123
   3. 糸状菌　125

VII　検査材料別検査法　　129

1. 検査法の概略　　130
2. 血液　　133
3. 髄液　　135
4. 尿　　138
5. 糞便　　141
6. 喀痰　　146
7. 咽頭・鼻咽腔粘液　　152

		8	膿・分泌物・体腔液，手術・剖検材料	154
		9	胃液・胆汁	157

VIII　Rプラスミドの検出と接合伝達　159

1	Rプラスミドの検出と接合伝達	160
	1　プラスミドの検出　160	
	2　接合伝達試験（液体培養法）　163	

IX　実習モデル　165

1	学内実習モデル1（3年制）	166
2	学内実習モデル2（4年制）	170

X　臨地実習に望むもの　173

1	臨地実習に望むもの	174

カラー口絵

II 微生物の取り扱いに必要な心構えと基本操作

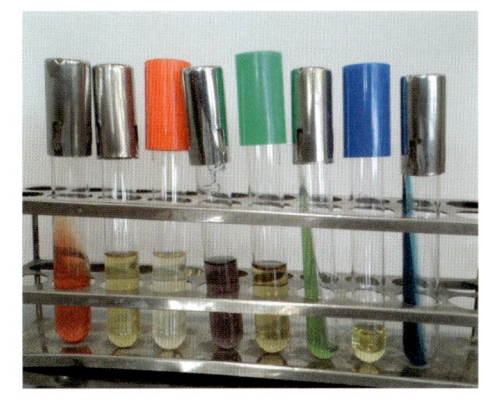

II-1 腸内細菌の確認培地（☞ p.14）
左より，TSI 寒天培地，SIM 培地，VP 半流動培地，LIM 培地，OR（オルニチン培地），Cit（シモンズのクエン酸塩培地），UR（尿素培地），DNA 培地

III 染色法

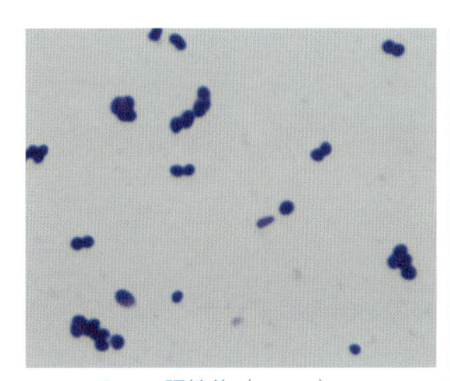

III-1 Gram 陽性菌（☞ p.24）
2～数個の球菌（*Enterococcus faecalis*）
（山中喜代治：*Medical Technology* 別冊／新・カラーアトラス 微生物検査．46，医歯薬出版，2009）

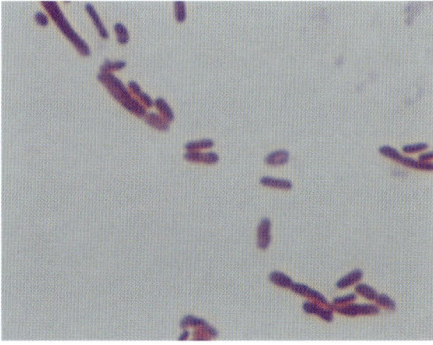

III-2 Gram 陰性菌（☞ p.24）
多形性の桿菌（*Bacteroides fragilis*）
（山中喜代治：*Medical Technology* 別冊／新・カラーアトラス 微生物検査．46，医歯薬出版，2009）

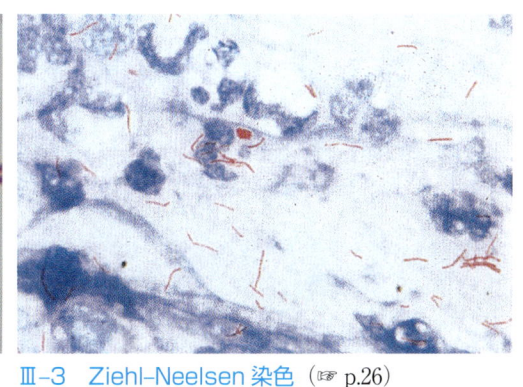

III-3 Ziehl-Neelsen 染色（☞ p.26）
喀痰中の結核菌
（藤木明子：*Medical Technology* 別冊／最新 染色法のすべて．349，医歯薬出版，2011）

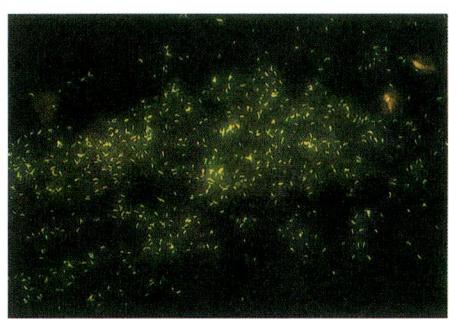

III-4 auramine 染色（☞ p.27）
喀痰中の抗酸菌（結核菌）
（藤木明子：*Medical Technology* 別冊／最新 染色法のすべて．351，医歯薬出版，2011）

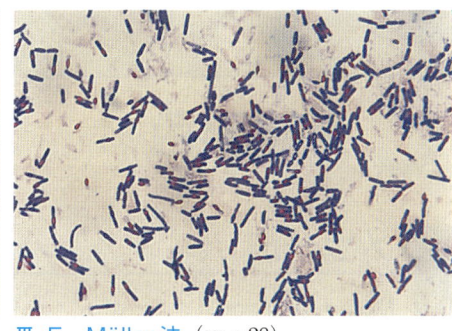

III-5 Möller 法（☞ p.28）
Bacillus cereus の Möller 法による芽胞染色
（三澤成毅：*Medical Technology* 別冊／新 染色法のすべて．338，医歯薬出版，1999）

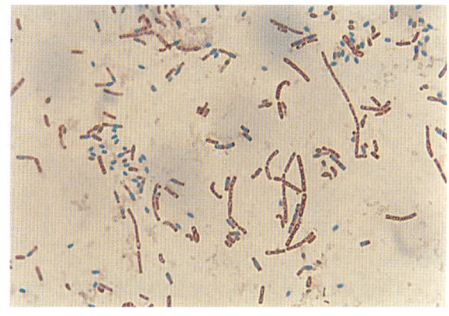

III-6 Wirtz 法（☞ p.28）
血液培養から検出された *Bacillus* sp. の Wirtz 法による芽胞染色
（三澤成毅：*Medical Technology* 別冊／新 染色法のすべて．340，医歯薬出版，1999）

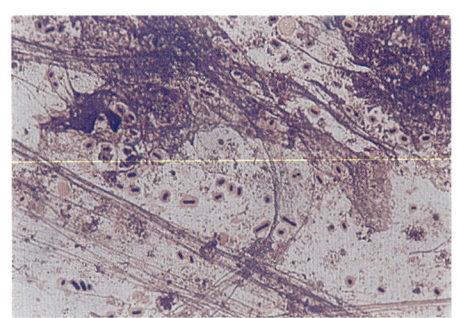

Ⅲ-7 Hiss法（ゲンチアナ紫液使用）（☞p.29）
肺炎桿菌の検出された喀痰の莢膜染色
（小栗豊子：*Medical Technology* 別冊／最新 染色法のすべて．346，医歯薬出版，2011）

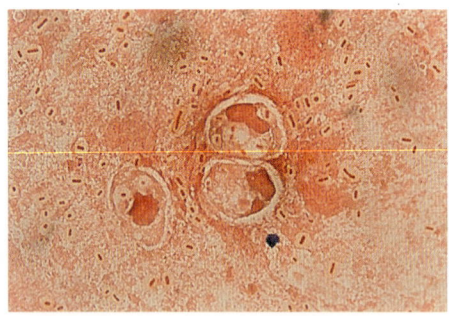

Ⅲ-8 Hiss法（フクシン液使用）（☞p.29）
肺炎桿菌の検出された喀痰の Gram 染色
（小栗豊子：*Medical Technology* 別冊／最新 染色法のすべて．346，医歯薬出版，2011）

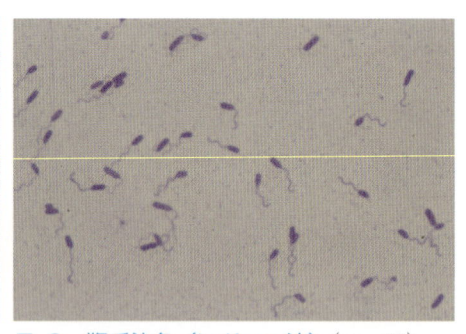

Ⅲ-9 鞭毛染色（Leifson法）（☞p.30）
Pseudomonas aeruginosa
（設楽政次：*Medical Technology* 別冊／最新 染色法のすべて．354，医歯薬出版，2011）

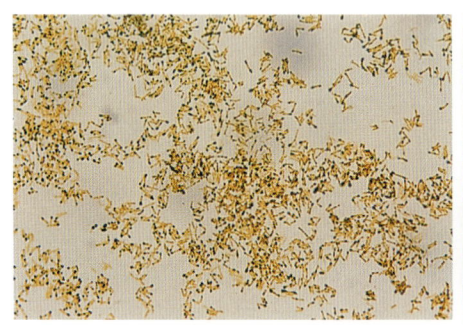

Ⅲ-10 異染小体染色（Neisser法）（☞p.31）
レフレル培地に35℃，24時間培養したジフテリア菌を異染小体染色したもの
（小栗豊子：*Medical Technology* 別冊／最新 染色法のすべて．340，医歯薬出版，2011）

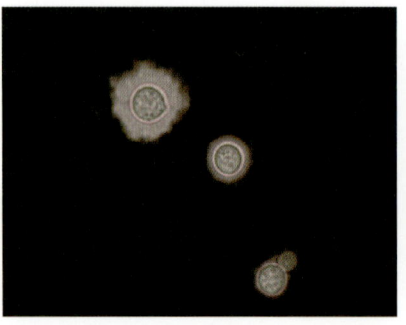

Ⅲ-11 墨汁染色（☞p.32）
（川上小夜子，斧 康雄：*Medical Technology* 別冊／新・カラーアトラス 微生物検査．97，医歯薬出版，2009）

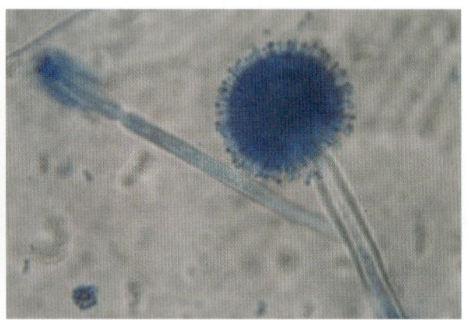

Ⅲ-12 ラクトフェノールコットン青染色（☞p.32）
Aspergillus niger

Ⅳ 薬剤感受性検査法

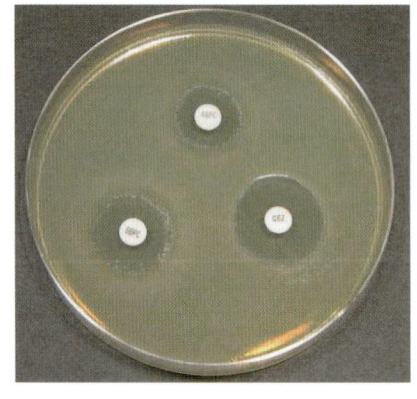

Ⅳ-1 ディスク拡散法（☞p.38）
ミュラー・ヒントン寒天培地Ｎに大腸菌（*E. coli*）を塗抹後，3種のディスクを置き，一晩培養後，ABPC（アンピシリン），SBPC（スルベニシリン），CEZ（セファゾリン）の阻止円直径を測定した〔いずれも感性（S）と判定〕

Ⅴ 主要細菌の検査法
1 スタフィロコッカス属

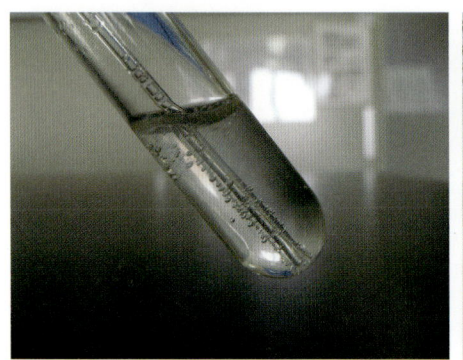

Ⅴ-1 カタラーゼテスト陽性（☞p.51）

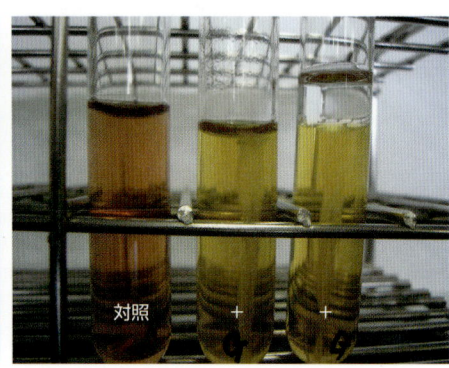

Ⅴ-2 *S. aureus* のOF試験（☞p.52）

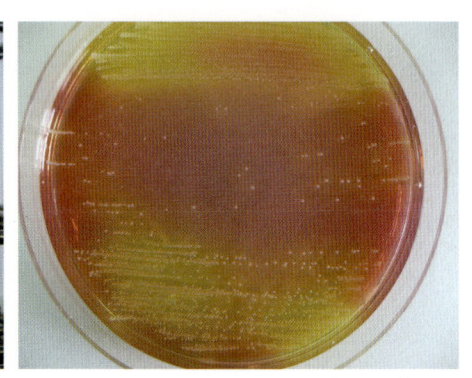

Ⅴ-3 *S. aureus* のコロニー（☞p.52）

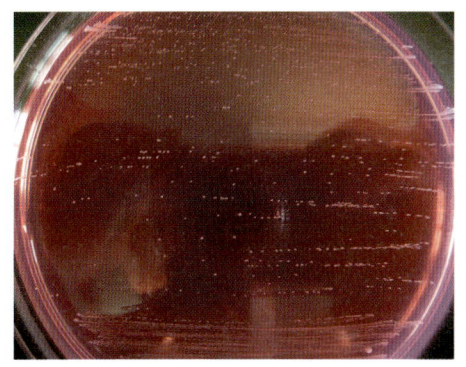

V-4 *S. epidermidis* のコロニー (☞ p.52) 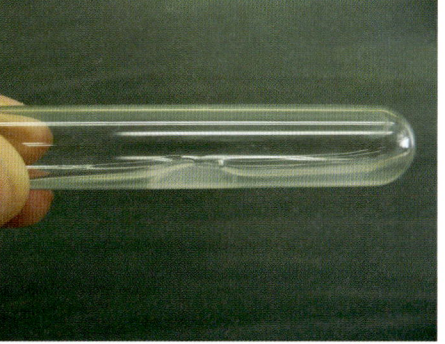　　V-5 コアグラーゼ陽性 (☞ p.52) 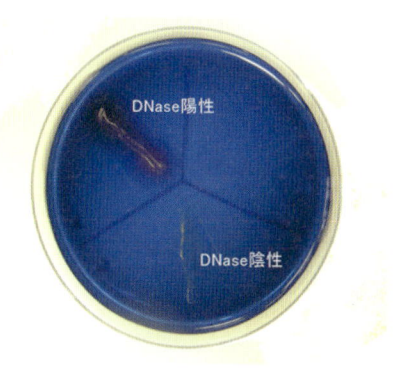　　V-6 DNase テスト (☞ p.53)

2　ストレプトコッカス属とエンテロコッカス属

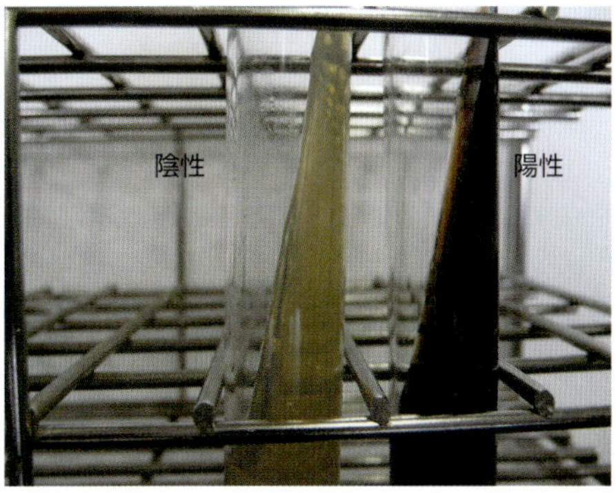

V-7 胆汁エスクリン培地 (☞ p.56) 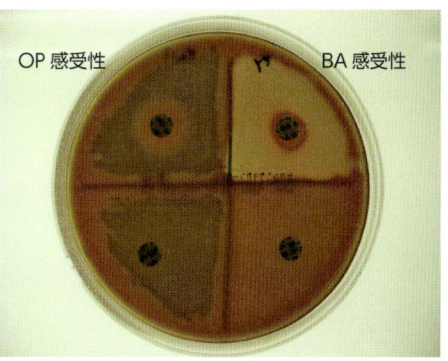　　V-8 オプトヒンテストとバシトラシンテスト (☞ p.58) 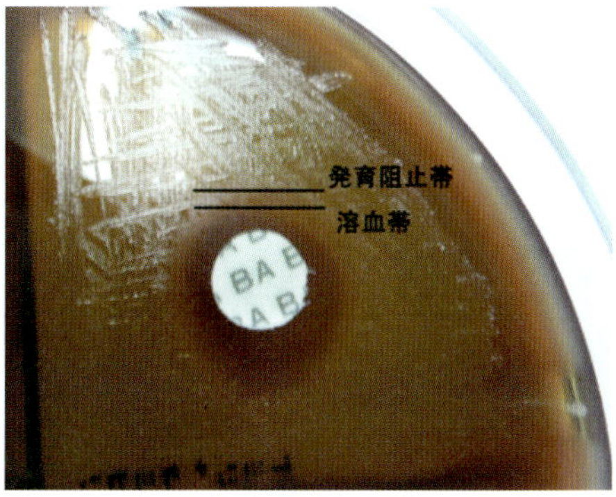　　V-9 阻止帯と溶血帯 (☞ p.58)

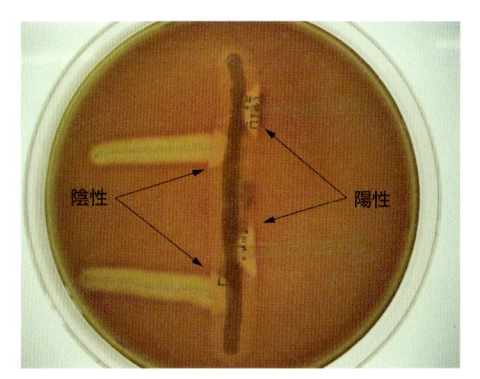

V-10 CAMP テスト (☞ p.59)

3　ナイセリア属

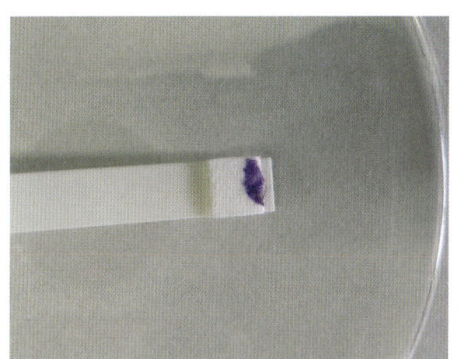

V-11 オキシダーゼテスト (☞ p.62)　　V-12 硝酸塩還元試験 (☞ p.62) 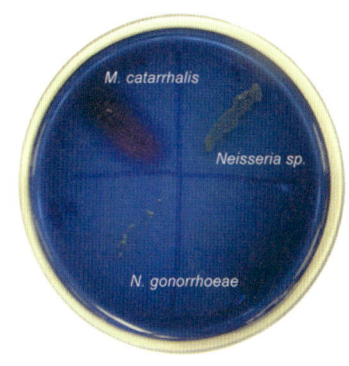　　V-13 *Moraxella* の DNase テスト (☞ p.62)

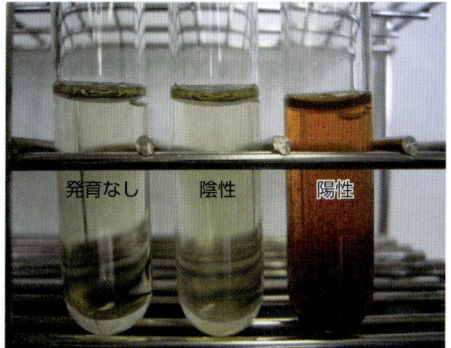

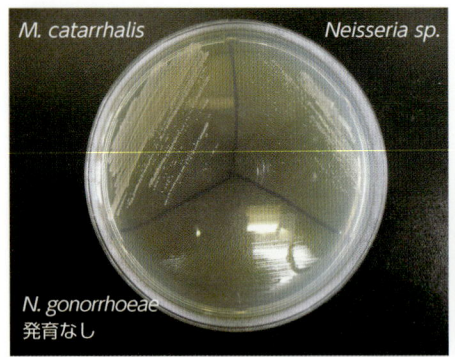

V-14 普通寒天培地での発育性（☞ p.63）

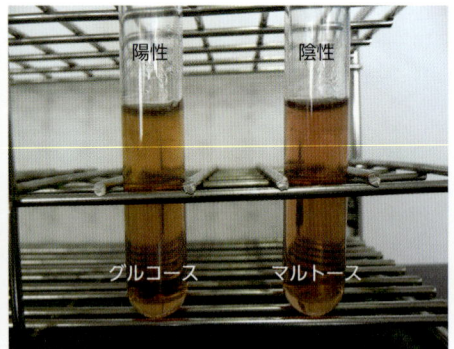

V-15 *N. gonorrhoeae* 糖分解試験（☞ p.63）

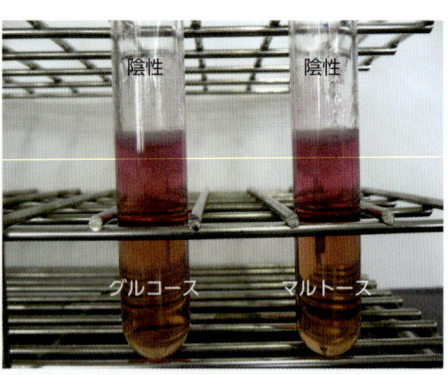

V-16 *M. catarrhalis* 糖分解試験（☞ p.63）

4 腸内細菌の主要菌種

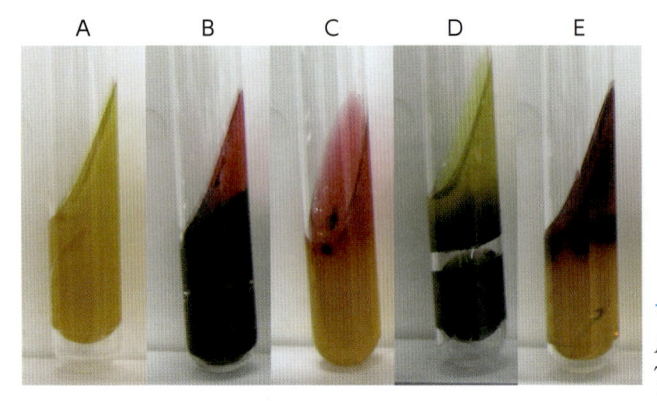

V-17 TSI 培地の糖分解，ガス産生性，硫化水素産生性（☞ p.70）
A：*Escherichia coli*，B：*Salmonella* Enteritidis，C：*Salmonella* Typhi，D：*Citrobacter freundii*，E：*Morganella morganii*

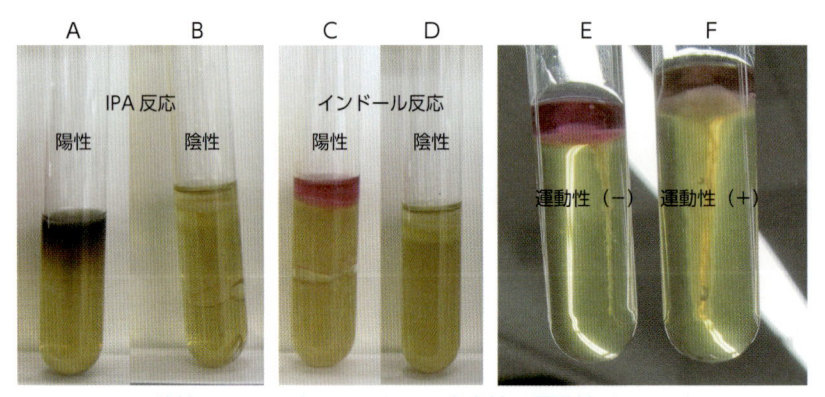

V-18 SIM 培地の IPA 反応，インドール産生性，運動性（☞ p.71）
A：*Morganella morganii*，B：*Klebsiella pneumoniae*，C：*Escherichia coli*，
D：*Serratia marcescens*，E：*Yersinia enterocolitica* 35℃培養，F：*Yersinia enterocolitica* 25℃培養

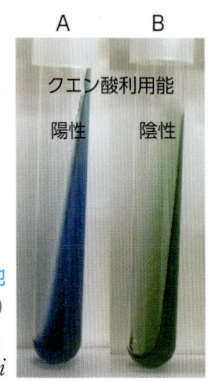

V-19 シモンズのクエン酸塩培地のクエン酸利用能（☞ p.72）
A：*Citrobacter freundii*，B：*Escherichia coli*

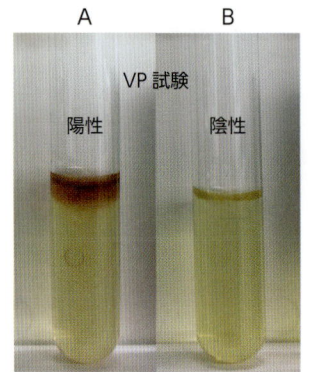

V-20 VP 反応（☞ p.73）
A：*Serratia marcescens*，B：*Shigella sonnei*

5　ビブリオ属

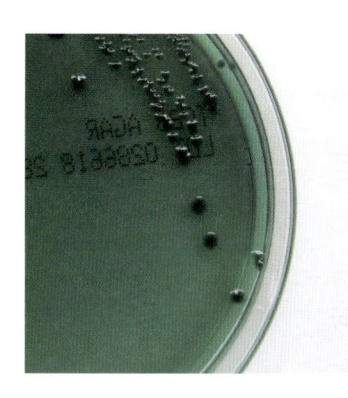

V-21　分離培地の観察（☞ p.79）
TCBS寒天培地（*V. parahaemolyticus*）

6　ヘモフィルス属

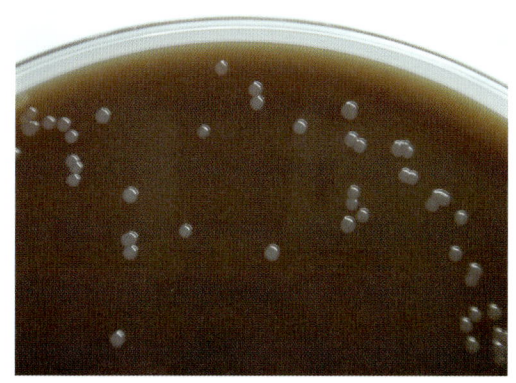

V-22　*Haemophilus influenzae*（☞ p.83）
チョコレート血液寒天培地上のコロニー

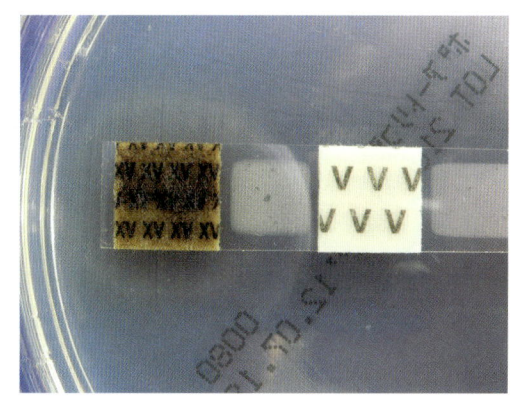

V-23　*Haemophilus influenzae*（☞ p.84）
X・V因子要求性試験

7　シュードモナス科およびその他のブドウ糖非発酵Gram陰性桿菌

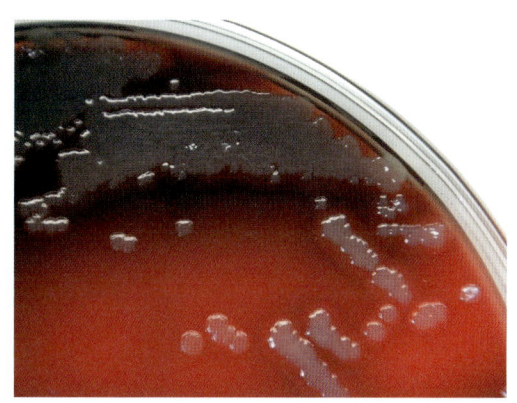

V-24　*Pseudomoas aeruginosa*（☞ p.87）
血液寒天培地上のコロニー

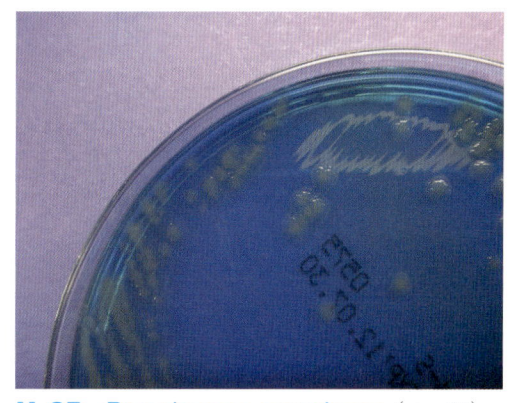

V-25　*Pseudomoas aeruginosa*（☞ p.87）
BTB培地上のコロニー

8　レジオネラ属

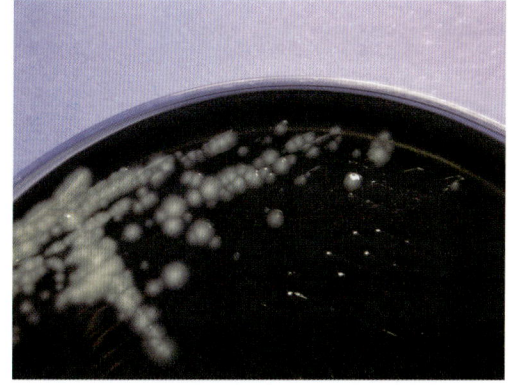

V-26　*Legionella pneumophila*（☞ p.91）
B-CYE α寒天培地上のコロニー

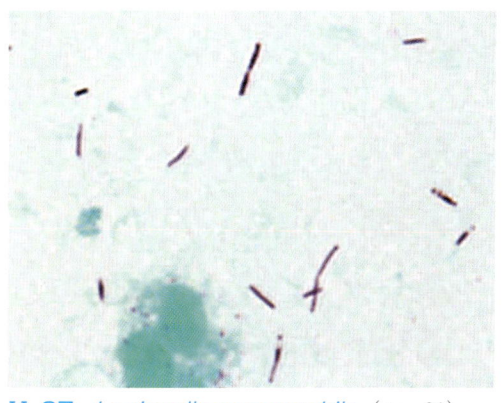

V-27　*Legionella pneumophila*（☞ p.91）
Giménez染色像

9　カンピロバクター属とヘリコバクター属

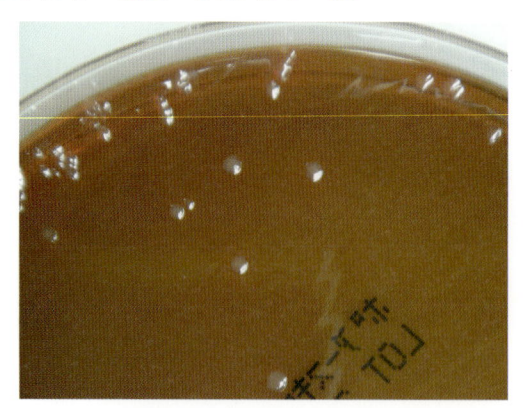

V-28　*Campylobacter fetus*（☞ p.94）
スキロー寒天培地上のコロニー

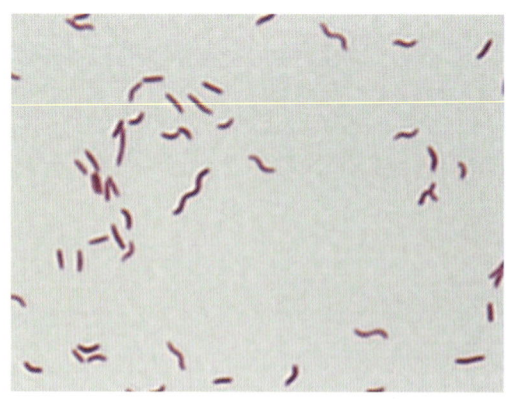

V-29　*Campylobacter fetus*（☞ p.94）
Gram染色像

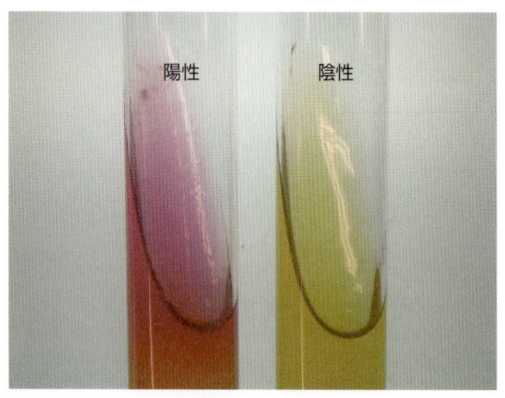

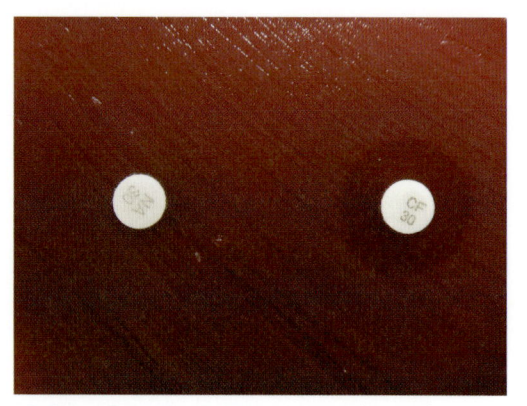

V-30　尿素分解試験（☞ p.94）

V-31　*Campylobacter fetus*（☞ p.95）
薬剤感受性試験

13　嫌気性菌

A *Bacteroides fragilis*（嫌気性菌用血液寒天平板上の集落）

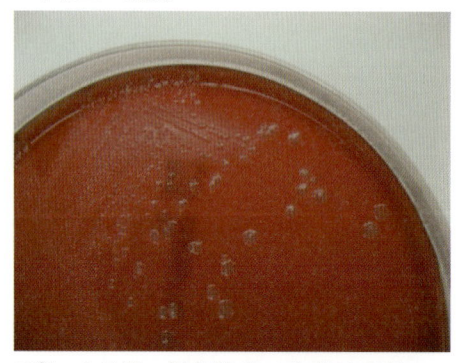

35℃，2日間，嫌気培養で集落は直径1〜2mm，正円，凸円状に隆起，灰白色，不透明

B *Fusobacterium nucleatum*（嫌気性菌用血液寒天平板上の集落）

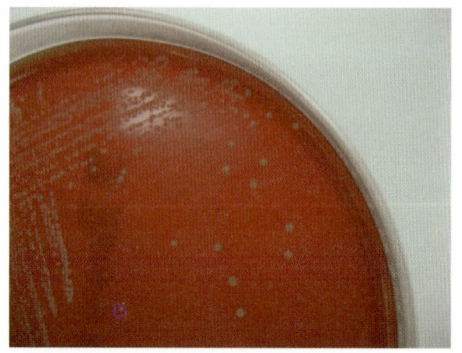

35℃，2日間，嫌気培養で集落は直径0.5〜2mm前後，正円〜やや不規則形，やや隆起，灰白色，不透明

C *Prevotella melaninogenica*（嫌気性菌用血液寒天平板上の集落）

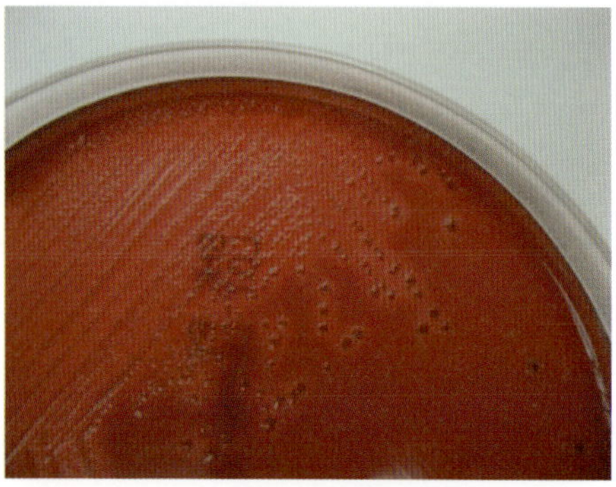

35℃，2日間，嫌気培養で集落は直径0.5〜2mm，正円，凸円状〜半球状，褐色〜黒色，不透明

V-32　*Bacteroides fragilis, Fusobacterium nucleatum, Prevotella melaninogenica*（☞ p.108）

UV 照射（365nm）　　　　　　BBE 寒天培地

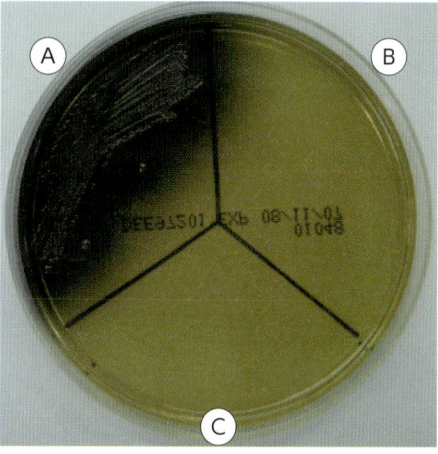

A：*Bacteroides fragilis*
B：*Fusobacterium nucleatum*
C：*Prevotella melaninogenica*

V-33　*Bacteroides fragilis*, *Fusobacterium nucleatum*, *Prevotella melaninogenica*（☞ p.109）

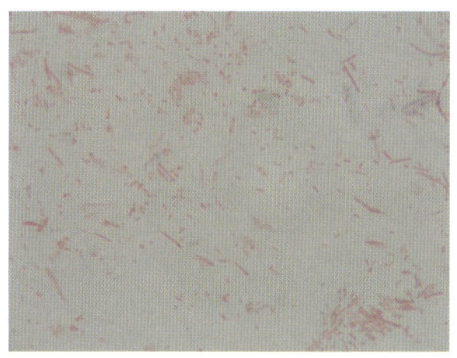

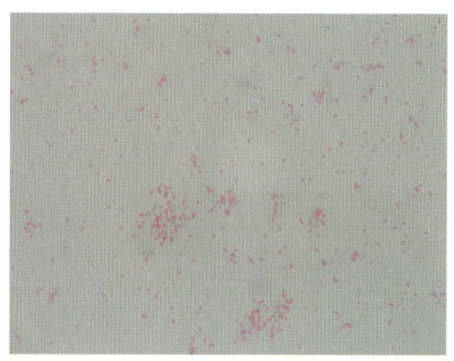

A グラム陰性桿菌，多形性　　　B グラム陰性，両端尖った長桿菌　　　C グラム陰性短桿菌，一部に長桿菌

V-34　グラム染色（Hucker の変法）後の鏡検像（1,000 倍率）（☞ p.109）

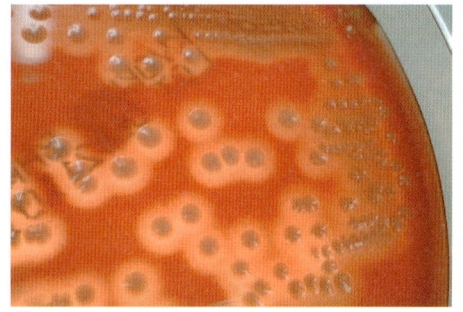

Clostridium perfringens
集落は正円，しばしば周囲が葉状に拡散，凸円状，灰白色，不透明，二重溶血環

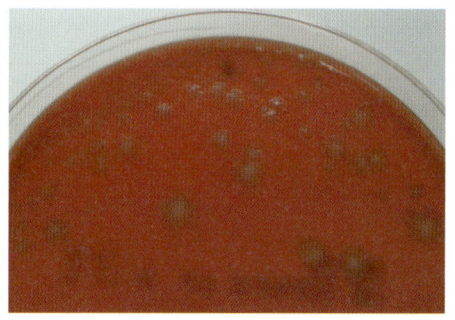

Clostridium difficile
集落は正円，周囲拡散性，扁平，半透明，非溶血性

V-35　嫌気性菌用血液寒天平板上の集落（☞ p.111）

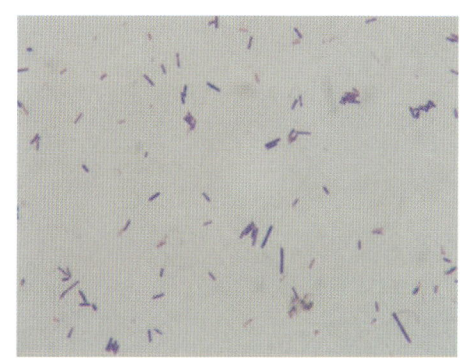

グラム陽性有芽胞桿菌（車両型）
芽胞はほとんど形成されない．

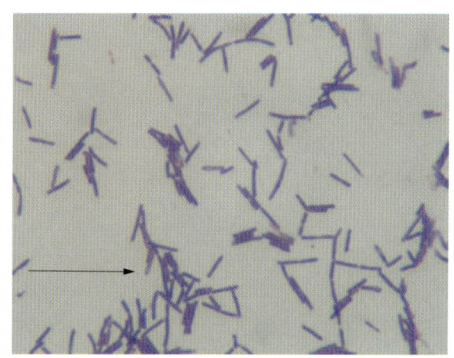

グラム陽性有芽胞桿菌
芽胞は卵円形，偏在性（矢印）

V-36　グラム染色（Hucker の変法）後の鏡検像（1,000 倍率）（☞ p.111）

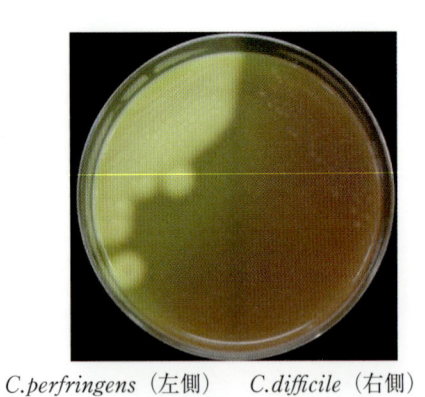

C.perfringens（左側）　*C.difficile*（右側）
レシチナーゼ反応陽性　レシチナーゼ反応陰性
V-37　卵黄加 CW 寒天平板上のレシチナーゼ反応（☞ p.111）

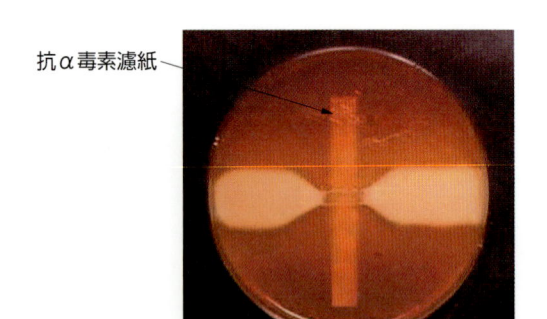

抗α毒素濾紙

V-38　*C.perfringens* によって産生されたレシチナーゼ C（α毒素）と抗α毒素による中和反応（☞ p.111）

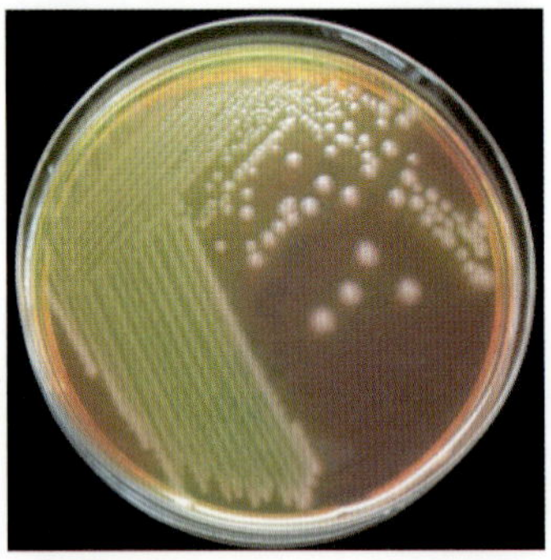

V-39　CCMA 寒天平板上の *C.difficile* の集落（☞ p.114）
CCFA 寒天培地は選択剤としてサイクロセリンとセフォキシチンを，栄養素としてマンニットと豊富なペプトンを含む選択鑑別培地である．48 時間の嫌気培養で *C.difficile* は不透明な R 型の大きな集落を形成し，集落および集落周囲はアルカリ化し中性紅で黄色になる．*C.difficile* の集落は UV 照射下で黄緑色の蛍光を発する特性をもつ．

14　マイコプラズマ属

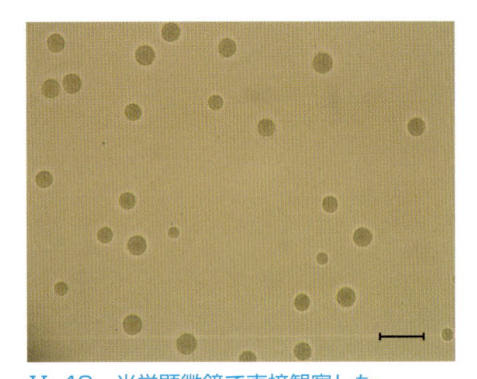

V-40　光学顕微鏡で直接観察した *M. pneumoniae* の集落（直径 100～500 μm）（☞ p.117）
PPLO 寒天培地で 37℃，10 日間，好気培養．集落は小さく桑の実状または顆粒状を呈する（スケールバー：1,000 μm）

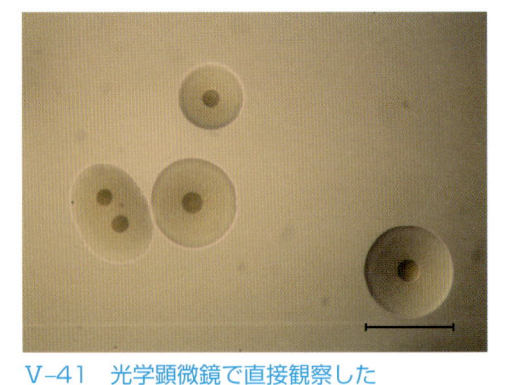

V-41　光学顕微鏡で直接観察した *M. salivarium* の集落（直径 500～1,000 μm）（☞ p.117）
PPLO 寒天培地で 37℃，10 日間，嫌気培養．集落は大きく目玉焼き状を呈する（スケールバー：1,000 μm）

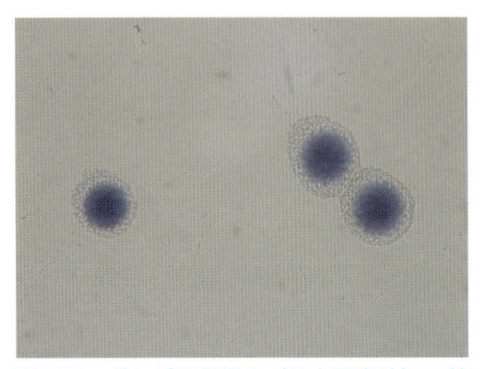

V-42　ギムザ染色標本（熱水固定法）の鏡検で観察した *M. pneumoniae* の集落（☞ p.117）

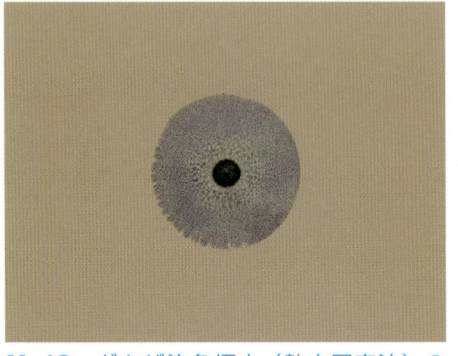

V-43　ギムザ染色標本（熱水固定法）の鏡検で観察した *M. salivarium* の集落（☞ p.117）

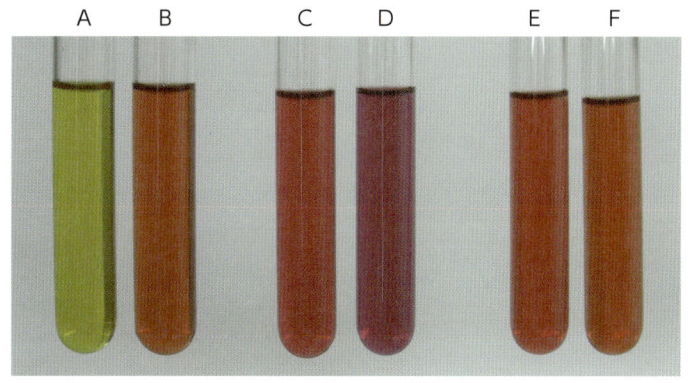

V-44　*Mycoplasma* の生化学性状による鑑別（☞ p.118）
菌接種後，37℃，14日間培養．A：*M. pneumoniae*，ブドウ糖分解能陽性，B：*M. salivarium*：ブドウ糖分解能陰性，C：*M. pneumoniae*：アルギニン分解能陰性，D：*M. salivarium*，アルギニン分解能陽性，E：菌非接種のブドウ糖加 PPLO ブロス，F：菌非接種のアルギニン加 PPLO ブロス

VI　病原真菌の検査法

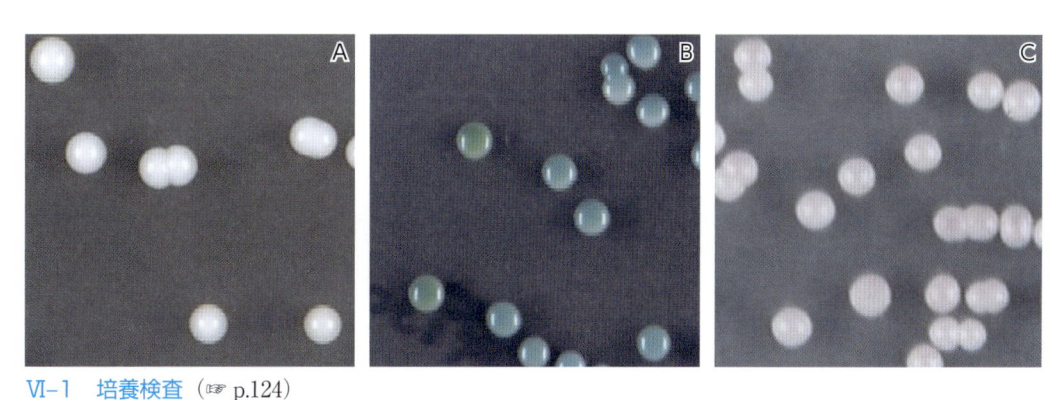

VI-1　培養検査（☞ p.124）
A：サブロー・ブドウ糖寒天培地に発育した *Candida albicans*，B：CHROMagar™ に発育した *Candida albicans*，C：CHROMagar™ に発育した *Candida parapsilosis*

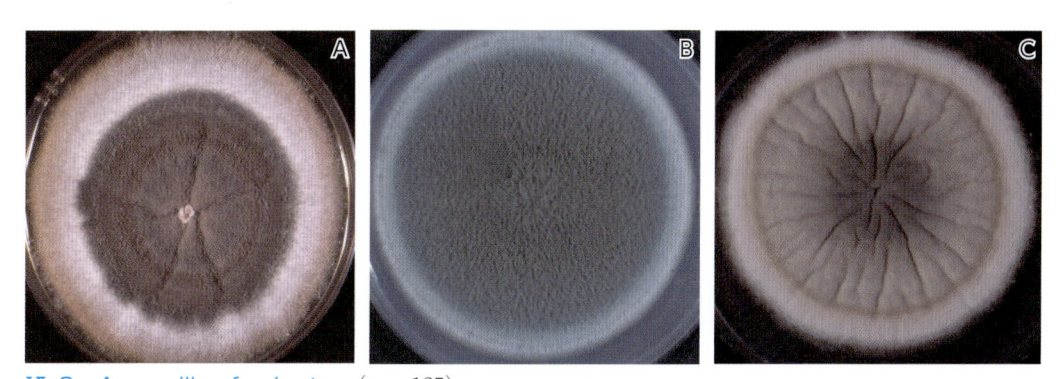

VI-2　*Aspergillus fumigatus*（☞ p.125）
A：サブロー・ブドウ糖寒天培地，B：ツァペック・ドックス寒天培地，C：CHROMagar™ を用いて，25℃にて10日間培養した

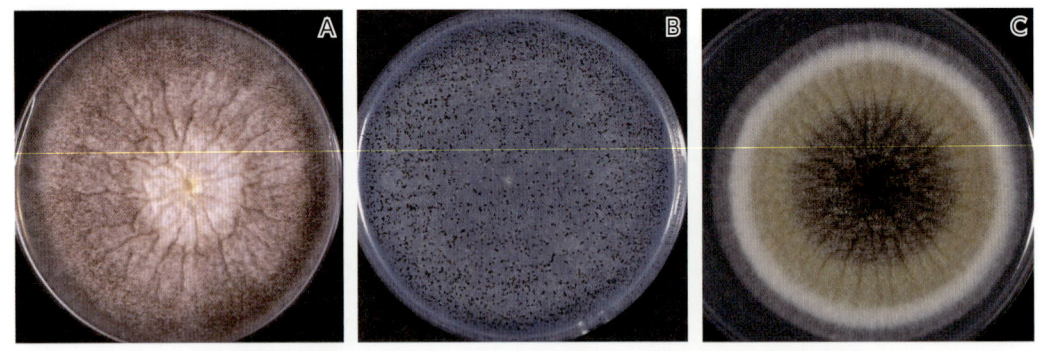

Ⅵ-3 *Aspergillus niger*（☞ p.125）
A：サブロー・ブドウ糖寒天培地，B：ツァペック・ドックス寒天培地，C：CHROMagar™ を用いて，25℃にて 10 日間培養した

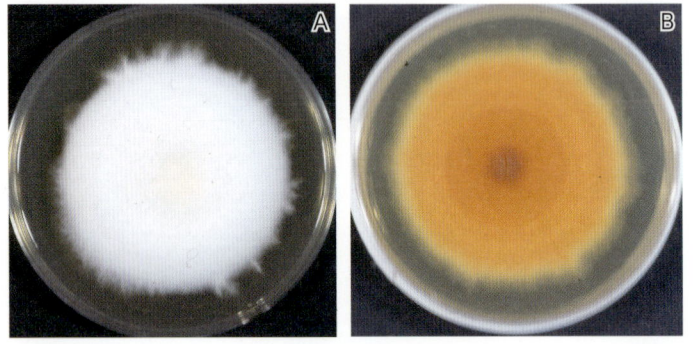

Ⅵ-4 *Trichophyton mentagrophytes* をサブロー・ブドウ糖寒天培地を用いて 25℃にて 25 日間培養（☞ p.126）
A：巨大集落の表面，B：巨大集落の裏面

Ⅶ 検査材料別検査法
1 検査法の概略

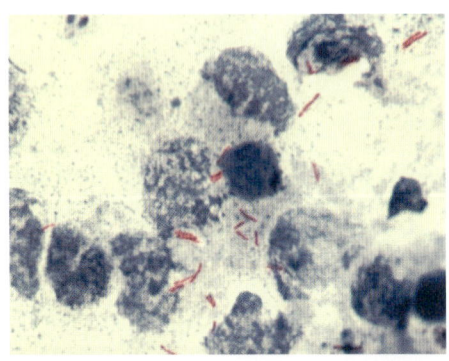

Ⅶ-1 喀痰の Ziehl-Neelsen 染色（☞ p.131）

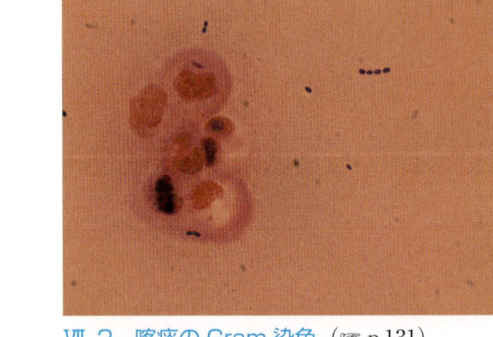

Ⅶ-2 喀痰の Gram 染色（☞ p.131）

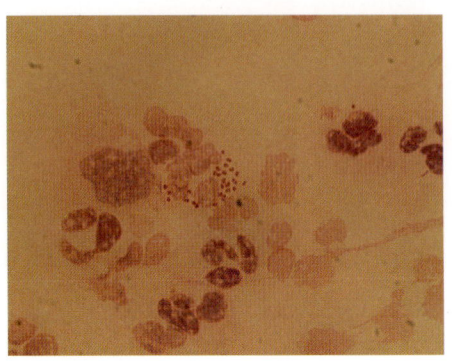

Ⅶ-3 尿道分泌物の Gram 染色（☞ p.131）

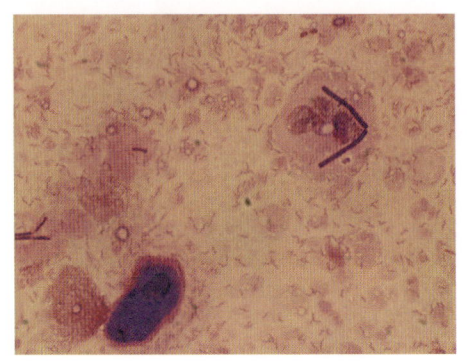

Ⅶ-4 糞便の Gram 染色（☞ p.131）

5 糞便

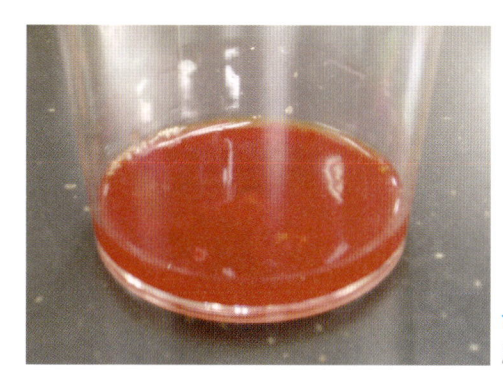

Ⅶ-5 肉眼的観察 （☞ p.143）
腸管出血性大腸菌（O157）感染患者便

6 喀痰

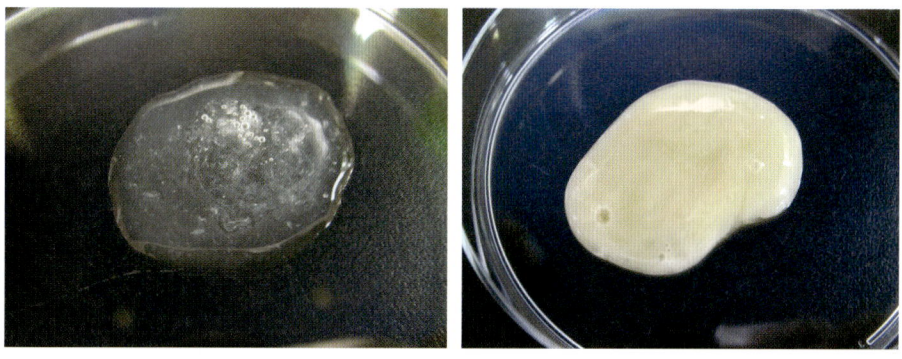

Ⅶ-6 Miller & Jones の肉眼的所見 （☞ p.147）
左：粘液痰（M1），右：膿性痰（P3）

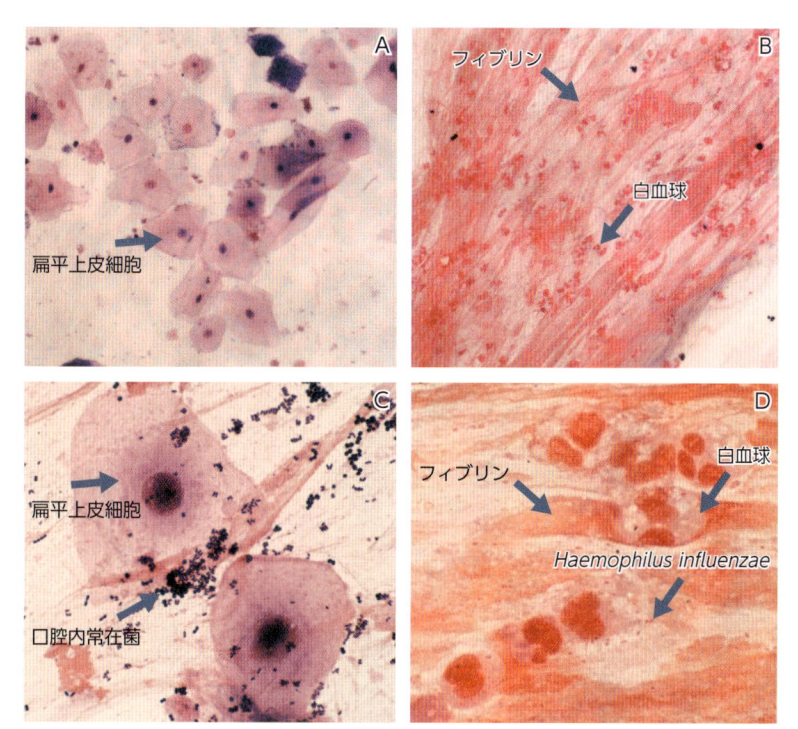

Ⅶ-7 Geckler の鏡検所見 （☞ p.148）
A：弱視野（G1）．扁平上皮細胞が多数観察される
B：弱視野（G5）．白血球が多数観察される．線のようなものはフィブリンである．炎症が強いと観察される
C：強視野（G1）．扁平上皮細胞と口腔内常在菌が観察される
D：強視野（G5）．白血球が観察される．*Haemophilus influenzae* が貪食されている

I

微生物検査学実習の到達目標

1 微生物検査学実習の到達目標

臨床検査における微生物検査では，感染症の患者に由来するさまざまな検査材料から，起因菌を分離・同定することを基本とし，主として培地を用いた培養検査が実施される．必要に応じて，免疫学的手法による病原体抗原の迅速検出，分子生物学的手法による病原性関連遺伝子や薬剤耐性関連遺伝子の検出なども実施されるが，検査の基本が"確かな手技と確かな目による培養検査"であることは，先端技術が駆使される現在においても変わることはない．また，微生物検査の対象は目に見えない病原体であることから，常に"汚染"と"感染"を防止するための"心構え・知識・手技"が必要である．

学内実習では，培養検査に必要な手技とともに，滅菌・消毒を基本とした感染制御の意義と手技を習得してもらいたい．

① 微生物検査学実習の一般目標（GIO；general instruction objective）

滅菌法・消毒法・無菌操作法など微生物を取り扱う際に必要な基本操作の習得を基礎とし，Gram 染色法による Gram 陽性菌と陰性菌の識別，特殊染色による細菌の性質・構造の識別，分離用培地と生物化学的性状確認培地の作製，細菌の培養と鑑別・同定，形態的特徴を基にした真菌の同定に必要な手技を習得する．

② 個別（行動）目標（SBOs；specific behavioral objectives）

①適切な消毒・滅菌処理を行うことができる．＜技能＞
②無菌操作を行うことができる．＜技能＞
③培地を作製することができる．＜技能＞
④白金耳，白金線を正しく使用することができる．＜技能＞
⑤Gram 染色標本の作製と顕微鏡観察を行うことができる．＜技能＞
⑥Gram 染色の原理と陽性菌・陰性菌の違いを説明できる．＜知識＞
⑦特殊染色法の手技と染色所見を説明できる．＜知識＞
⑧好気培養と特殊培養（嫌気培養,微好気培養,炭酸ガス培養）を行うことができる．＜技能＞
⑨分離培養と確認培養の目的と各培地の特徴を説明できる．＜知識＞
⑩培地で観察できる現象に興味をもつことができる．＜態度・習慣＞
⑪細菌の種類別，検査材料別同定手順を説明できる．＜知識＞
⑫培養結果（検査結果）から菌種の推定，同定ができる．＜技能・知識＞

⑬真菌の培養条件と形態的観察法を説明できる．＜知識＞
⑭Rプラスミドによる薬剤耐性遺伝子伝達の原理と接合伝達実験の手技を説明できる．＜知識＞

(森田耕司)

II

微生物の取り扱いに必要な心構えと基本操作

1 微生物の取り扱いに必要な心構えと基本操作

微生物検査室では，患者より採取した検体から疾患の起因菌を検出，同定し，その微生物に対する薬剤感受性試験を行い，治療に貢献することが求められる．また，感染予防（感染制御）の立場から疫学調査などを行うが，その基礎となる知識と技術を習得することも，微生物検査学実習の大きな目的である．

その技術と知識の最も基本的なものが無菌操作と感染防止策である．

無菌操作は，正確に起因菌を検出するため，検体に周りの環境から菌を混入させない技術であり，感染防止は，実験施設より外部に病原菌を拡散させないこと，および検査技術者自身が感染の危険から身を守るための実践的な知識である．

不用意に検体を扱うことが，周囲を汚染し，みずから感染する機会を招くことになるところが，微生物検査学実習が他の実習と大きく異なる点である．したがって，感染の危険性のある病原細菌を安全に取り扱う技術を習得し，自身および施設内外の者へ病原細菌を感染させないために，前日には実習テキストを熟読し，どのような内容を学ぶのかを理解し，実習中は指導者の説明をよく聞き，指示に従って実習を行わなければならない．手指などに存在する常在菌でも，増殖すれば十分感染の危険性があることを認識することが大切であり，常に環境にも自身にも汚染・感染の危険性があることを理解し，真剣に微生物と向き合って学んでいくことが重要である．

バイオセーフティの考え方

バイオハザード（生物災害または生物危害）を防ぐことをバイオセーフティといい，「バイオハザードがある場合にとられる安全策」を意味する．

バイオセーフティの主たる目的は，実験室で扱う微生物の危険度と施設の基準を定めることにより，外部環境への拡散・汚染を防ぐことである．実習は，WHOが示したバイオハザードの危険度分類1～2の微生物を中心に用い，バイオセーフティレベル2の基準を満たす施設内（基準実験室）で行う（**表Ⅱ-1**）．

表II-1　バイオセーフティレベル（BSL），実験室手技，安全装置の関係

リスクグループ	BSL	実験室のタイプ	実験室手技	安全装置
1	基本 BSL1	基本的な教育および研究	GMT	特になし 一般作業台での作業
2	基本 BSL2	病院医療，診断検査および研究	GMTと保護衣，バイオハザード標識	一般作業台に加え，エアロゾル可能性のある場合はBSC
3	封じ込め BSL3	特殊診断検査および研究	BSL2に加え，特別な保護衣，アクセスコントロール，内向きの気流	すべての操作をBSCで，ないしは他の封じ込め装置で行う
4	高度封じ込め BSL4	特殊病原体施設	BSL3に加え，エアロックにて入室，シャワー後の退室，特別な廃棄物処理	クラスIII BSC，またはクラスIIと陽圧スーツのセット，両面オートクレーブ（壁固定），空気はフィルタ処理

GMT：good microbiological techniques（優良な微生物操作技術），BSC：biosafety cabinet（生物学用安全キャビネット）
〔WHO：Laboratory Biosafety Manual (3rd ed.) より〕

微生物を取り扱う指針としては，人および動物に対する危険度を基準にしたバイオセーフティレベルが定められている．国内では，国立感染症研究所の「病原体等安全管理規程」やそれに基づいた日本細菌学会の基準がある．また，文部科学省の「大学等における研究用微生物安全管理マニュアル」もこの基準にのっとっている．国立感染症研究所の「病原体等安全管理規程」では，危険群（リスクグループ）に対応した安全レベル（BSL）を**表II-1**のように分類している．

実習室内での原則―実習室内での注意事項―

■ 一般的注意事項

・実習中は実習室の窓やドアを閉める．
・実習室内では，必ず実験衣（白衣）を着用する．〔手袋，マスク（N95マスクを含む），帽子，ゴーグルを必要に応じ使用する．〕
・実験衣は，細菌学実習専用とし，実習期間中，実習室外へ持ち出してはならない．
・実習室内では，ハイヒールやサンダルなどははかない．（つま先までおおっている靴をはく．）
・実験台の上に不要なものを置かないように，整理，整頓する．
・バーナの火は必要なとき以外は必ず消す．
・アルコールなど引火しやすいものもあるので，火気には十分注意する．（室温の上昇，火傷などの防止のため．）
・不要な私語を慎む．
・実習室内での喫煙，飲食，化粧，携帯電話などの使用，コンタクトレンズの着脱は厳禁である．（顔面に手を触れる，指で目をこする，髪に触れることなどは行わない．）
・風の流れをつくらない．（窓を閉め空調を停止する．）
・実験台は，テゴー®や消毒用アルコールで消毒する．
・手を洗う習慣をつける．
・病原体のついた白金耳，シャーレ，スライドガラスなどは，指導者の指示どおりに注意して扱う．

- 抗酸菌・糸状真菌を取り扱うときや，血液培養ボトルの使用などエアロゾル発生が予想されるときには，必要に応じて安全キャビネットを使用する．

■ 問題発生時

- 菌を誤ってこぼしたり，汚染事故やその可能性があるとき，勝手に処理してはならない．必ず，すみやかに指導者を呼び，指示を仰ぐ．

■ 退室時の注意

- 必ず実験衣を脱ぐ．
- 必ず手洗い，手指の消毒（速乾性擦式消毒剤）を行う．

■ 実習終了後のチェック

- 実習終了時には毎回，感染性の実習ずみ材料の返却，器具および備品の整理を行う．
- 実習終了時には毎回，実験台を適当な消毒薬を含んだペーパータオルなどで清拭する．
- 以上について，実習指導者より確認，終了許可を受ける．

表II-2に微生物検査実習チェック表の例を示す．

表II-2 微生物検査実習チェック表の例

日付
学籍番号
氏名

微生物検査実習チェック表

		項目	チェック
開始前		実習室の窓やドアは閉まっている	
		実験衣は細菌学実習専用の清潔な物を着用している	
		装飾品をつけない	
		白衣から中着が出ていない	
		靴は実習室専用のものをはいている	
		頭髪はまとめてある	
		爪は短く切ってある	
実習中		実習台には不要なもの（紙など）を置かない	
		実習台は整理されているか	
		実験衣を着用する	
		実験衣のまま退出しない	
		実習指導者の指示に従う	
		バーナーの火は必要なとき以外は必ず消す	
		目をこすらない	
		顔面や髪に手を触れない	
		私語を慎む	
		走らない（静かに行動する）	
終了時		感染性の実習材料を決まった場所に返却したか	
		実験台を消毒したか	
		指導者より確認，終了許可を受けたか	

その他，詳細については日本細菌学会バイオセーフティ委員会の『細菌学実習時の実習室内感染予防マニュアル』（2007年9月）を参照されたい．

滅菌と消毒

■ 滅菌と消毒の違い

滅菌は目的物質のすべての微生物を殺滅するか除去すること，すなわち，無菌状態にすることである．一方，消毒は人に対して有害な微生物または目的の微生物を殺滅するか数を減らして，感染の危険がない状態にすることである．

滅菌（滅菌の種類と条件）

①乾熱滅菌：乾熱滅菌器を用い，160℃・45分，または180℃・15分以上加熱する（図Ⅱ-1）．

　対象：金属・ガラス製品など．プラスチックなど熱による変性が起こるものや，ガラス器具でもメスシリンダーなど熱により容量の変化するものには使用できない．

②高圧蒸気滅菌：オートクレーブを用い，通常，2気圧・121℃・15分の条件下で蒸気滅菌する（図Ⅱ-2）．

　対象：実習では，培地，感染性廃棄物，高温，高圧蒸気に耐えられる器具（金属，ガラス，ゴム，陶器製品など）．

図Ⅱ-1　乾熱滅菌器（ヤマト科学社）

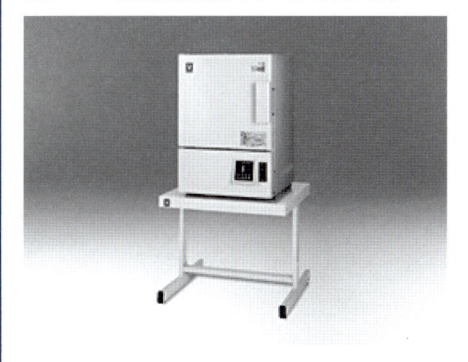

図Ⅱ-2　高圧蒸気滅菌器（ヒラサワ社）

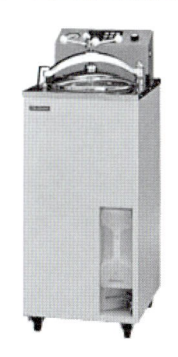

③ガス滅菌：滅菌専用の袋や目張りして密閉状態にした部屋にエチレンオキサイドガスやホルマリンガスを注入して滅菌を行うが，毒性や残留ガスの問題があり，使用には十分な注意が必要である．病院内ではほとんど使用されない．

　対象：プラスチックなど熱を加えられない器具．

④火炎滅菌：ガスバーナや電気バーナを用いて細菌を炭化させる．白金線，白金耳，試験管の口を火炎で焼く．細菌実習の無菌操作に用いる滅菌法である．

⑤紫外線を用いる方法：紫外線殺菌灯を用いる．安全キャビネットや実験着のロッカーなどに使用される．（紫外線の照らす部分のみ殺菌される．）

消毒（実習で使用頻度の高い消毒薬，表Ⅱ-3）

①70％消毒エタノール（蒸発による濃度低下に注意）．ガスバーナなど火を扱う場所では使用しない．

表II-3　消毒薬の種類

区分	系	一般名	主な商品名
高水準消毒	アルデヒド系	グルタルアルデヒド（グルタラール） フタラール	ステリハイド ディスオーパ
	酸化剤系	過酢酸	パーサンMP2-J
中水準消毒	アルコール系	消毒用エタノール，イソプロピルアルコール	
	ハロゲン系	ポビドンヨード 次亜塩素酸ナトリウム	イソジン ミルトン，ピューラックス
	フェノール系	フェノール，クレゾール石けん	
	配合剤	グルコン酸クロルヘキシジンアルコール 塩化ベンザルコニウムアルコール	ヘキザックアルコール ウエルパス
低水準消毒	ビクアナイド系	グルコン酸クロルヘキシジン	ヒビテン，マスキン
	四級アンモニウム塩 （逆性石けん）	塩化ベンザルコニウム 塩化ベンゼトニウム	オスバン，ヂアミトール ハイアミン
	両性界面活性剤	塩化アルキルジアミノエチルグリシン 塩化アルキルポリアミノエチルグリシン	テゴー51，エルエイジー ハイパール

②テゴー51®（両性界面活性剤）

③ヒビテン®（グルコン酸クロルヘキシジン）

④ウエルパス®（0.2%塩化ベンザルコニウム＋消毒エタノール）

⑤オスバン®（塩化ベンザルコニウム）

汚染したときの処理の例

どんなときも指導者に報告して指示を仰ぐ．これは，すべての処理に共通する大前提である．

①白衣を汚染した場合

ただちに白衣を脱ぎ，衣服に汚染がないことを確認する．

汚染箇所に消毒液を噴霧して乾燥後，次亜塩素酸ナトリウムで漂白し洗濯する．

②実験台や床の汚染の場合

・汚染箇所のマーキング（隔離）：汚染した箇所に人が近づかないように，汚染箇所を中心に余裕をもって大きめに色テープやチョークで囲い，印をつける．

・汚染物の除去：作業は使い捨て手袋を着用して行う．汚染処理に使用したものは，すべて感染性廃棄物として適切に処理する．

＜処理例-1＞

・上述の消毒法の中から適切なものを選び，菌液などの汚染物質に直接散布する．

・15～30分間，放置する．

・乾いたペーパータオル（キムタオルなど）で摘むように拭き取る（広げない）．

・再度，消毒薬を散布する．

・15～30分間，放置する．

・乾いたペーパータオルで摘むように拭き取る．

＜処理例-2＞

・ペーパータオルに消毒剤を含ませ，汚染物質を摘むように拭き取る．

・汚染箇所に消毒薬を散布する．

・15～30分間，放置する．

- 乾いたペーパータオルで摘むように拭き取る．

無菌操作法

図Ⅱ-3に白金耳と白金線の種類を示す．

図Ⅱ-4に白金耳（白金線）の持ち方と焼き方を示す．

図Ⅱ-3　白金耳と白金線の種類
a：白金耳，b：渦巻状白金耳，c：白金線，d：白金線

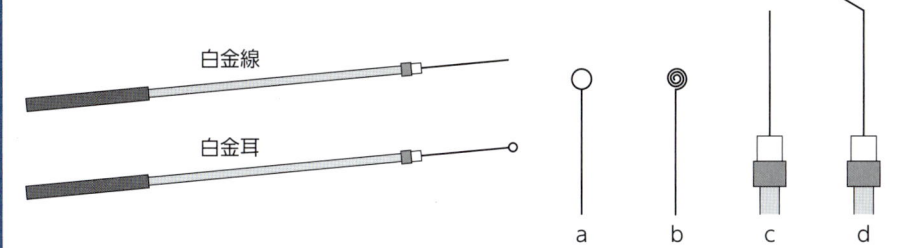

図Ⅱ-4　白金耳（白金線）の持ち方と焼き方

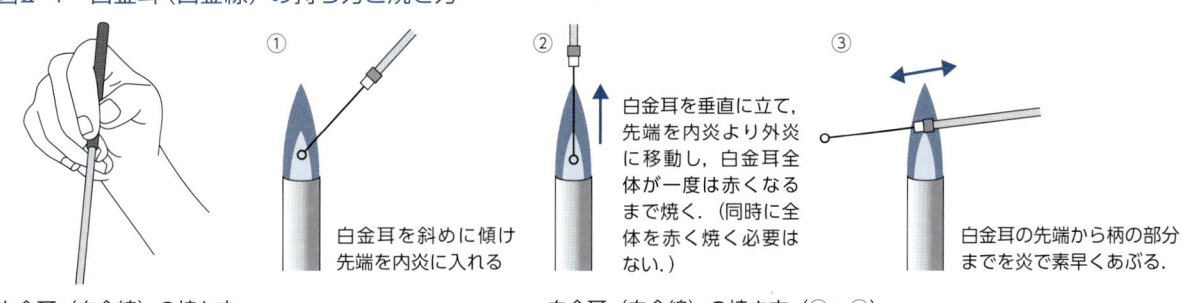

白金耳（白金線）の持ち方

① 白金耳を斜めに傾け先端を内炎に入れる

② 白金耳を垂直に立て，先端を内炎より外炎に移動し，白金耳全体が一度は赤くなるまで焼く．（同時に全体を赤く焼く必要はない．）

③ 白金耳の先端から柄の部分までを炎で素早くあぶる．

白金耳（白金線）の焼き方（①〜③）

細菌検査の進め方

■ 目的
起因菌（病原菌）の同定および薬剤感受性試験を行う．

＜第1日目＞

①検体の観察および塗布
- 検体（喀痰・尿など）の色や状態（混濁や膿の有無など）を観察する．
- 適切な分離培地（血液寒天培地，チョコレート寒天培地，BTB乳糖加寒天培地など）を用意する．
- 培地にコンタミネーション（汚染）と水滴がないことを確認する．検体をガスバーナで火炎滅菌した白金耳のループにつけて培地に塗布し画線する（図Ⅱ-5）．

②培養

検体を塗布した培地を35〜37℃で18〜24時間，恒温器（孵卵器）に入れて培養する．

③塗抹標本作製

白金耳で検体より直接スライドガラスに塗布する．

④顕微鏡検査

検体をGram染色して鏡検し，検体より検出される起因菌を予想し，検査計画を立てる．

図Ⅱ-5 画線分離法
落下細菌による汚染をなくすため，培地はできるだけ垂直に近づけて持つ．白金耳は培地の端より5mm程度内側を塗布するように，すみやかに左右に動かしながら上から下へと密に動かす

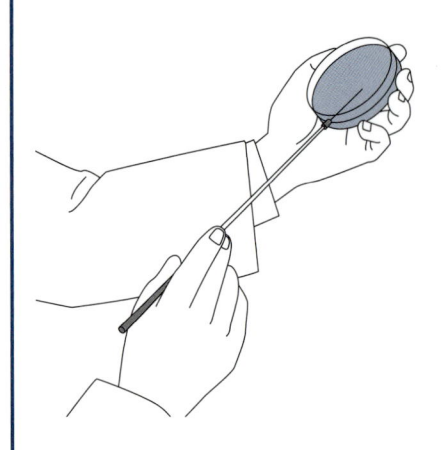

<第2日目>

①コロニーの観察（図Ⅱ-6）

- コロニー（集落）の特徴を観察する．分離培地上に発育したコロニーの色調，形状，大きさ，菌量などを観察し，独立コロニーを探す．
- 発育菌種の数を確認する．コロニーを比較し，同じ菌種と異なる菌種を見分ける．

図Ⅱ-6 コロニーの観察

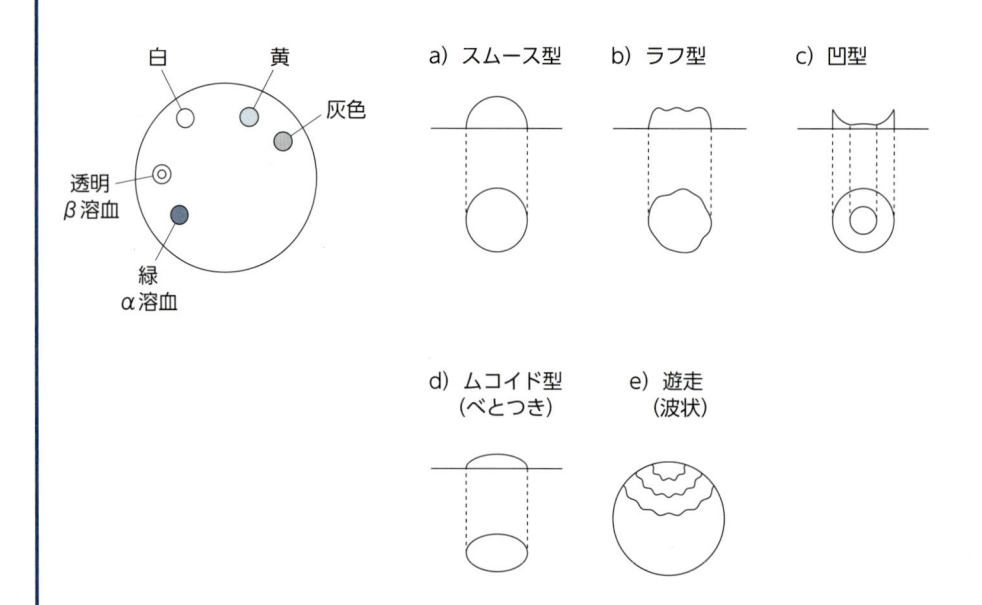

白　黄　灰色　透明 β溶血　緑 α溶血

a) スムース型　b) ラフ型　c) 凹型
d) ムコイド型（べとつき）　e) 遊走（波状）

②釣菌（図Ⅱ-7）

- 釣菌するコロニーを決定する．
- 釣菌する菌種ごとの代表菌に，培地の裏側からコロニー識別のため番号などの印をつける．
- 白金線をガスバーナで焼き，火炎滅菌する．

・白金線を冷やす．
・培地上に発育した独立コロニーの表面に白金線の先端を触れ，釣菌する．

図Ⅱ-7　釣菌の固定法

固定法1：小指を立てて腕に置き，安定させてコロニーを釣菌する

固定法2：固定法1がよいが，(エボナイトが過熱していたり，あまり作業する手を菌に近づけないほうがよいため) 慣れていないときには，左右の小指を合わせて固定して釣菌する

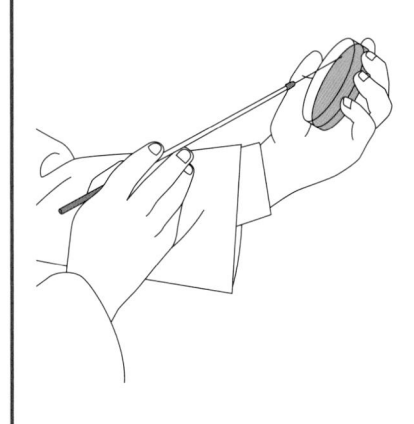

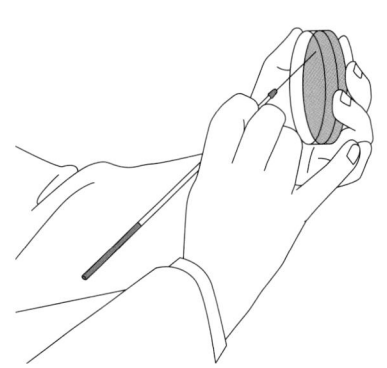

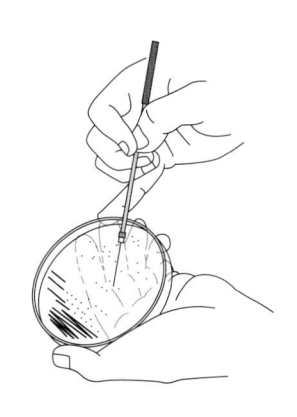

固定法3：白金線を，鉛筆を持つように持ち，小指を培地に置き固定して釣菌する

③増菌
・釣菌した菌をブロス（液体培地）に接種し増菌する（図Ⅱ-8）．
・釣菌した菌を純培養する．

④Gram染色
・釣菌した菌について塗抹標本を作製し，Gram染色を行い，鏡検する．

塗抹標本の作製：
・白金耳で滅菌生食液をとり，スライドガラスにのせる．
・培地より独立コロニーを釣菌し，スライド上の滅菌生食液に溶かす．
・自然乾燥後ガスバーナなどの火炎にスライドガラスをゆっくり3回通し，固定する（火炎固定）．

図Ⅱ-8 増菌ブロス（液体培地）と腸内細菌の確認培地への接種法

＜増菌ブロス（液体培地）への接種法＞

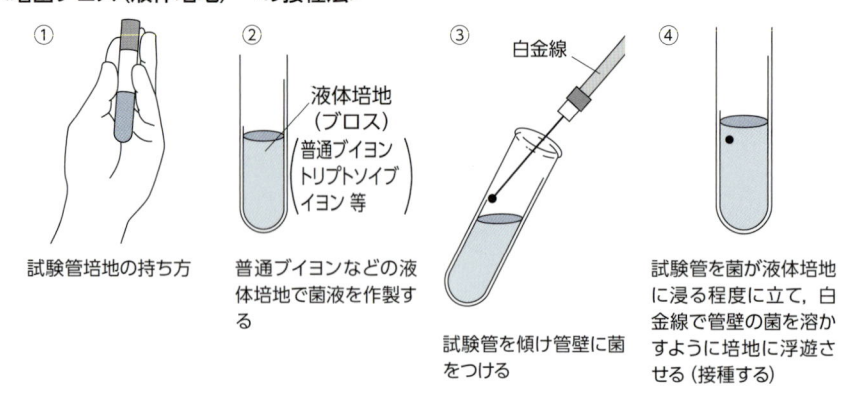

① 試験管培地の持ち方
② 普通ブイヨンなどの液体培地で菌液を作製する
　液体培地（ブロス）普通ブイヨン トリプトソイブイヨン 等
③ 白金線
　試験管を傾け管壁に菌をつける
④ 試験管を菌が液体培地に浸る程度に立て、白金線で管壁の菌を溶かすように培地に浮遊させる（接種する）

＜腸内細菌の確認培地への接種法＞

腸内細菌の確認培地

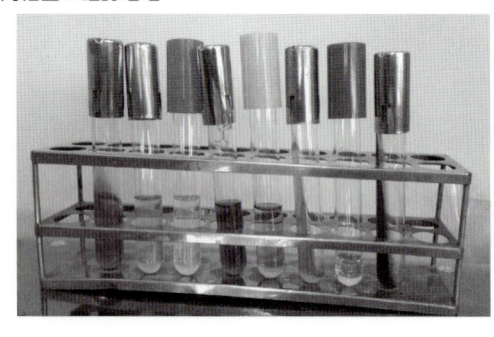

左より，TSI寒天培地，SIM培地，VP半流動培地，LIM培地，OR（オルニチン培地），Cit（シモンズのクエン酸塩培地），UR（尿素培地），DNA培地（**カラー口絵Ⅱ-1**）

釣菌後の手順（①〜⑤）
①薬指と小指でモルトン栓をとる
②試験管の口をガスバーナの炎に通し火炎滅菌する
③垂直に培地に穿刺する
④モルトン栓を閉める
⑤白金線を火炎滅菌する

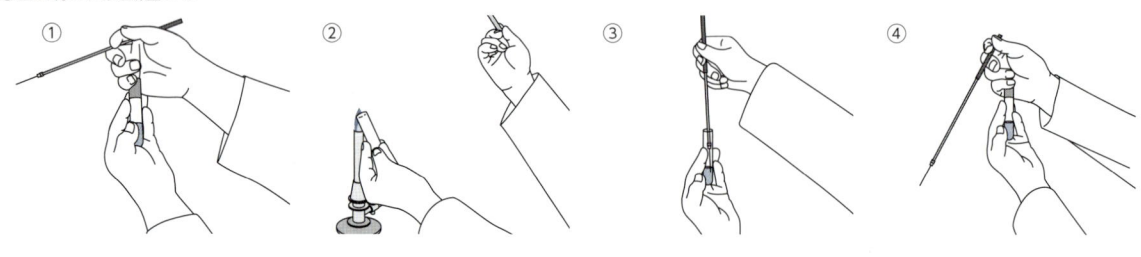

確認培地への接種法（番号の順に白金線を動かす）

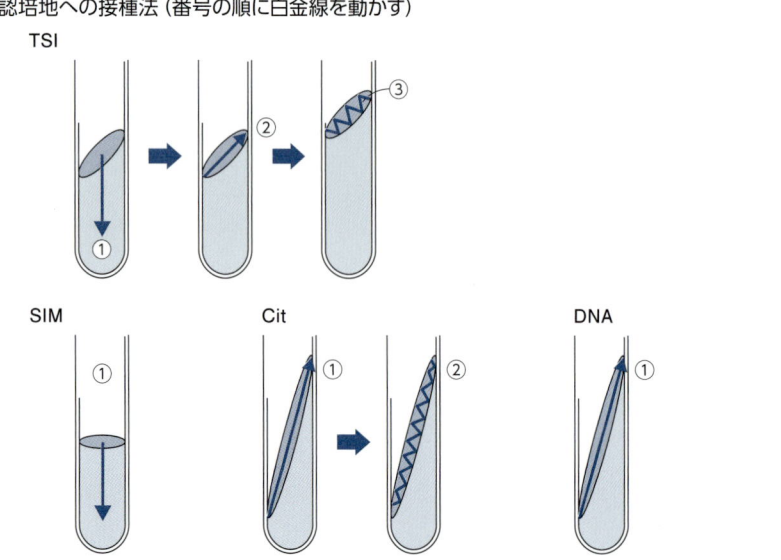

TSI

SIM　Cit　DNA

⑤同定検査の例（Gram陽性球菌）

6.5%NaCl培地，マンニット食塩培地，コアグラーゼ試験などにより同定する（図Ⅱ-9）．

図Ⅱ-9　Gram陽性菌の同定検査

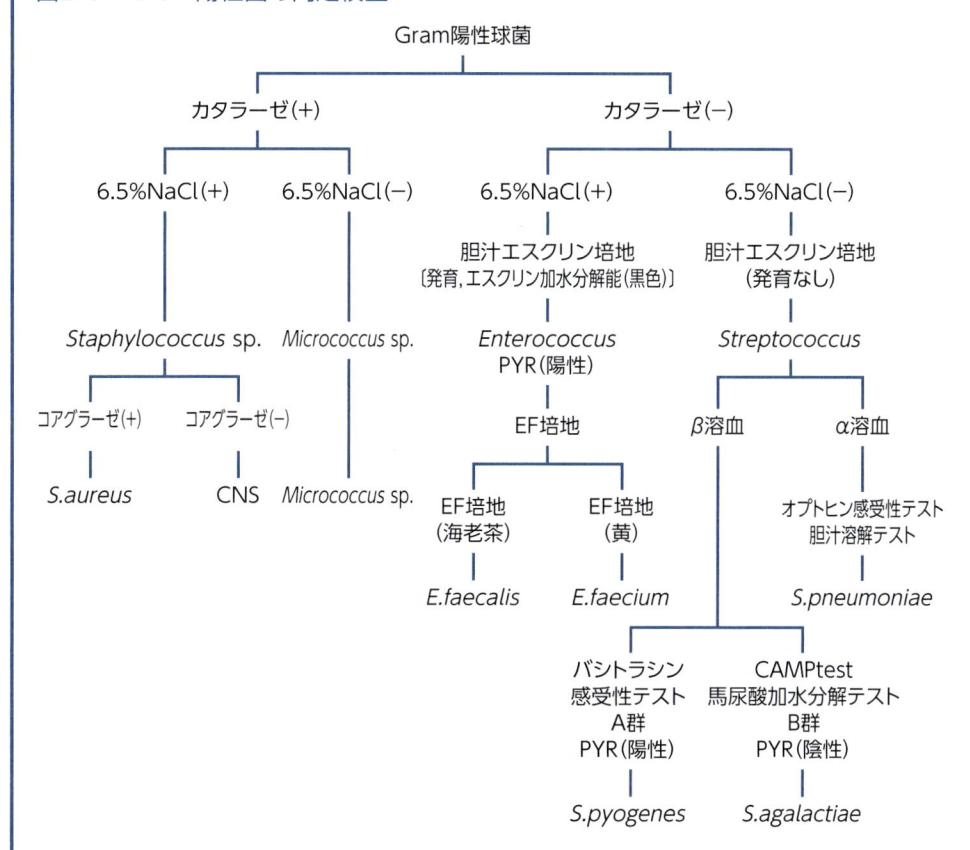

```
                           Gram陽性球菌
              ┌───────────────┴───────────────┐
         カタラーゼ(+)                    カタラーゼ(−)
         ┌──────┴──────┐            ┌──────┴──────┐
    6.5%NaCl(+)  6.5%NaCl(−)   6.5%NaCl(+)    6.5%NaCl(−)
                                胆汁エスクリン培地   胆汁エスクリン培地
                                〔発育,エスクリン     （発育なし）
                                 加水分解能（黒色）〕
    Staphylococcus sp.  Micrococcus sp.  Enterococcus    Streptococcus
    ┌──────┴──────┐                    PYR(陽性)      ┌──────┴──────┐
 コアグラーゼ(+) コアグラーゼ(−)              │            β溶血        α溶血
      │            │        │           EF培地                      オプトヒン感受性テスト
   S.aureus       CNS   Micrococcus sp. ┌──┴──┐                    胆汁溶解テスト
                                     EF培地  EF培地                      │
                                    （海老茶）（黄）                  S.pneumoniae
                                       │       │
                                   E.faecalis E.faecium
                              バシトラシン      CAMPtest
                              感受性テスト    馬尿酸加水分解テスト
                                 A群              B群
                               PYR(陽性)        PYR(陰性)
                               S.pyogenes      S.agalactiae
```

⑥薬剤感受性試験

微量液体希釈法，寒天平板希釈法，ディスク拡散法のいずれかを用いて検査する（p.36「Ⅳ　薬剤感受性検査法」を参照）．

＜第3日目＞

①菌種同定・判定

クリグラー培地（またはTSI寒天培地），SIM培地，LIM培地，VP半流動培地，UR（尿素培地），Cit（シモンズのクエン酸塩培地）などの確認培地，またはAPIなどの同定キットを使用して判定する．

②薬剤感受性検査・判定

用いた検査法の判定方法・基準に基づいて感受性を判定する．

③結果の検討

培地上の釣菌したコロニーの特徴，同定した菌名（属または種），その生化学的性状，薬剤感受性試験の結果を総合的に検討し，実習の結果を確認する．

培地の種類

■ 分離培地（表Ⅱ-4）

検体から菌を検出するための培地である．

非選択分離培地

なるべく検体に存在するすべての細菌を発育させるために用いる．

①ヒツジ血液寒天培地：細菌の溶血性を判定する．

②チョコレート寒天培地：ヘモフィルス，淋菌，髄膜炎菌など栄養要求の厳しい細菌の検出のために用いる．

③BTB乳糖加寒天培地（ドリガルスキー寒天）など：腸内細菌用の培地で，乳糖分解性をみることができる．発育できない球菌や桿菌に比べ，小さなコロニーとなる特徴的な発育をする球菌など，桿菌と球菌の発育の特徴的違いが現れる．

選択分離培地

選択物質を添加することにより特定の細菌を検体から検出させるために用いる．

①SS寒天培地：サルモネラ，シゲラを選択的に検出するために使用する．乳糖分解性と硫化水素の産生がわかる．

②TCBS寒天培地：コレラ菌を含むビブリオを選択的に検出するために使用する．白糖の分解性がわかる．

③NAC寒天培地：緑膿菌用の培地である．

④マンニット食塩培地：黄色ブドウ球菌用の培地で，耐塩性によりミクロコッカスとスタフィロコッカスを，マンニット分解性により黄色ブドウ球菌とCNSを鑑別できる．

表Ⅱ-4 分離培地

	非選択培地			選択培地			
	血液	チョコレート	BTB	SS	TCBS	NAC	マンニット
色調	赤	茶	透明感のある緑	透明感のあるレンガ紅色	深緑	透明	透明感のある赤
対象菌	細菌一般	細菌一般，*Haemophilus*属，*Neisseria gonorrhoeae*（淋菌），*Neisseria meningitidis*（髄膜炎菌）	腸内細菌	*Salmonella*属，*Shigella*属	*Vibrio*属	*Pseudomonas aeruginosa*（緑膿菌）	*Staphylococcus aureus*（ブドウ球菌）
特徴	溶血性			滅菌不要	pH8.8，滅菌不要	色素産生，滅菌不要	耐塩性，滅菌不要
含有物質	脱線維素血（ヒツジ，ウサギ，ウマ）	脱線維素血（ヒツジ，ウサギ，ウマ）	乳糖	乳糖，胆汁酸塩，チオ硫酸Na	白糖，胆汁酸塩，チオ硫酸Na	ナリジクス酸セトリマイド	マンニット NaCl75g/1,000ml（7.5%）

■ 性状確認培地（表Ⅱ-5）

細菌を同定するための生化学性状を判定するための培地である．

①TSI寒天培地：ブドウ糖と白糖，乳糖の分解，硫化水素産生，ガス産生．
②SIM培地：インドール産生，運動性，硫化水素産生，IPA産生．
③LIM培地：リジン脱炭酸，インドール産生，運動性．
④VP半流動培地：VP反応（アセトイン産生）．
⑤Cit（シモンズのクエン酸塩培地）（合成培地）：クエン酸利用（最初に接種）．
⑥UR（尿素培地）：ウレアーゼ産生
⑦DNA寒天培地：DNase産生

■ 増菌培地

①GAMブロス
②GAM半流動培地
③トリプトソイブイヨン

表Ⅱ-5 性状確認培地

	TSI				SIM			LIM			VP	Cit	尿素	DNA
指示薬	PR[1]							BCP[2]				BTB[3]	PR	トルイジン青
	斜面	高層			硫化水素	インドール	運動性	IPA	リジン脱炭酸	インドール	運動性	VP反応	クエン酸塩利用	ウレアーゼ産生	DNase産生
	乳糖	白糖	ブドウ糖	ガス	硫化水素										
	赤→黄	赤→黄	気泡・亀裂	黒	黒	赤	濁る	茶褐色（表面）	紫→黄→紫	赤	濁る	ピンク～赤	無→有 菌の発育 緑→青	黄→赤	青→赤紫（メタクロマジー）

1) PR：フェノールレッド
2) BCP：ブロムクレゾールパープル
3) BTB：ブロムチモールブルー

細菌の培養操作と特殊培養法

①好気培養法
②炭酸ガス培養法（図Ⅱ-10）
③嫌気培養法
④微好気培養法

図Ⅱ-10　炭酸ガス培養機（CO₂インキュベータ）とジャー・ガスパック

CO₂インキュベータ（平山製作所社）
インキュベータの外部より，炭酸ガスをガスボンベから供給する

ジャーとガスパック（三菱ガス化学社）
後ろ：ジャー
前列：左から炭酸ガスパック，微好気用ガスパック，嫌気用ガスパック

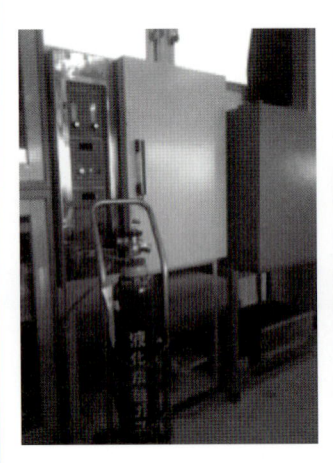

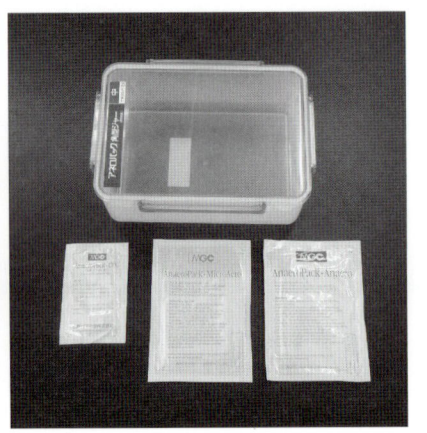

光学顕微鏡の使い方

顕微鏡は光軸など，整備，調整がなされたものを使用する．

■ 顕微鏡の取り扱い

顕微鏡の主要操作部各部の名称は図Ⅱ-11のとおり．

図Ⅱ-11　顕微鏡の主要操作部の名称（ニコン社のカタログを一部改変）

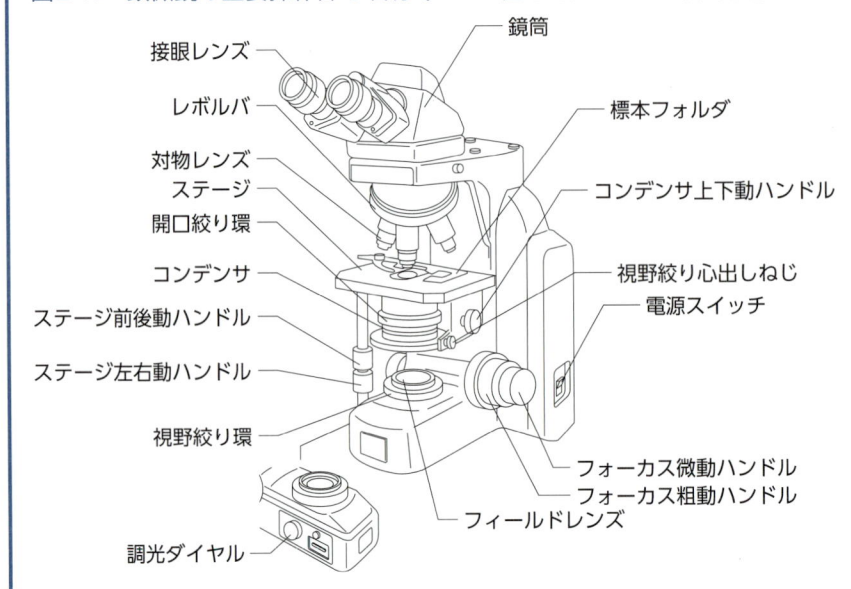

ラベル：接眼レンズ，鏡筒，レボルバ，標本フォルダ，対物レンズ，ステージ，開口絞り環，コンデンサ上下動ハンドル，コンデンサ，視野絞り心出しねじ，ステージ前後動ハンドル，電源スイッチ，ステージ左右動ハンドル，視野絞り環，フォーカス微動ハンドル，フォーカス粗動ハンドル，フィールドレンズ，調光ダイヤル

II 微生物の取り扱いに必要な心構えと基本操作

持ち運び方

片手でアーム部を持ち，もう一方の手で底部を支え，抱きかかえるように持ち運び，実験台に設置する．

顕微鏡の位置を変えるとき（テーブル上で）は，一度持ち上げてから動かす．（実験台で引きずらない．）

図II-12-a　標本のセット
（以下，ニコン社のカタログを一部改変）

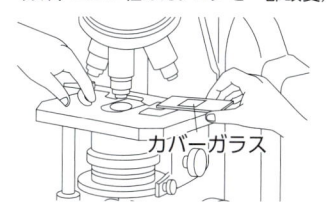

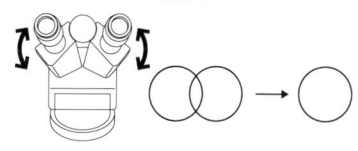

図II-12-b　眼幅調整

図II-12-c　焦点を合わせる

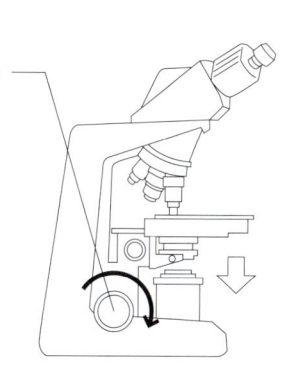

図II-12-d　視度の調整

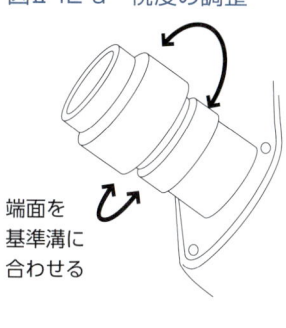

図II-12-e　視野絞り

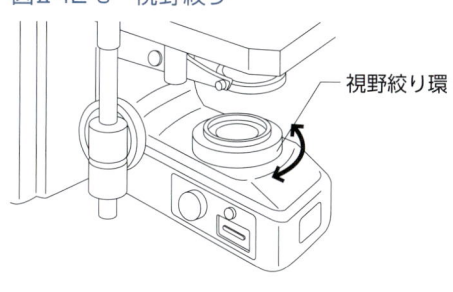

図II-12-f　コンデンサの調整

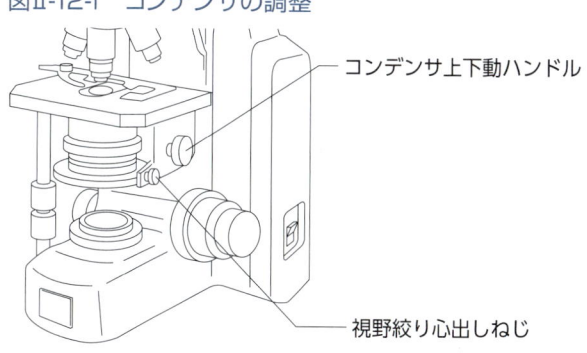

図II-12-g　視野絞り像を視野の中心に移動させる

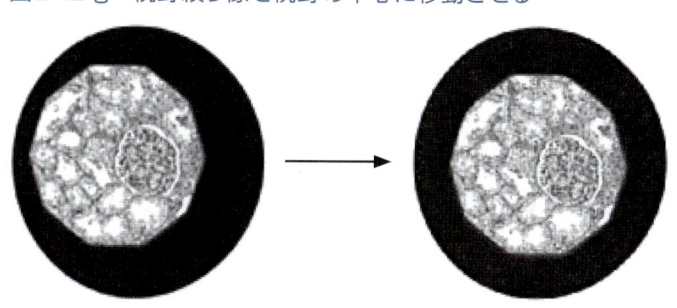

■ 置き方，鏡筒の動かし方

高さ調整

テーブルに顕微鏡を設置し，接眼レンズをのぞいて椅子の高さを調整する．

■ 操作手順

①標本をセットする（図Ⅱ-12-a）．

②光源を点灯する．

横から見てステージ移動ハンドルを操作してステージを動かし（前後と左右），スライドの塗抹してある部分に光が当たるように調節する．

③光源の強さを調整する．

④眼幅調整を行う（62mmを目安とするとよい，図Ⅱ-12-b）．

⑤焦点を合わせる（図Ⅱ-12-c）．

・低倍率（10×または4×）の接眼レンズで焦点を合わせる．

・対物レンズを横から目視で確認しながら，ぎりぎりまで標本に近づける．

・標本から対物レンズを離しながら焦点を合わせる．

⑥視度を調整する．（接眼レンズにある視度調節補正環で調整を行う．図Ⅱ-12-d）

⑦視野絞りを絞る（図Ⅱ-12-e）．

⑧コンデンサを調整する（図Ⅱ-12-f）．

・コンデンサの高さを調節し，視野絞り像の両方に焦点を合わせる．

・コンデンサの位置を調整し，視野絞り像を視野の中心に移動させる（図Ⅱ-12-g）．

・対物レンズの開口数の約8割に調整する．

⑨視野絞りを開き，照明される範囲を調節する．

視野絞り像が視野に外接するように調整し，余分な光を遮断することにより，コントラストのよい画像を得られるようにする．

⑩高倍率に切り替える．③から⑧を繰り返す．レボルバーを持ち，回転させて倍率を変える．（対物レンズには触れない．）

⑪後片付け

油浸レンズを用いるときはイマージョンオイルをスライドにつける．

使用後は石油ベンジンを用い，レンズ用ペーパーで拭き取る．

（柴田明佳）

III

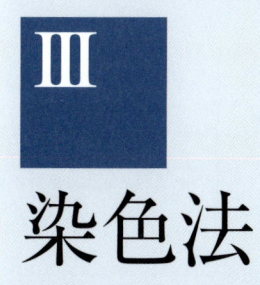

染色法

1 染色操作の概略

III 染色法

光学顕微鏡の取り扱い

接眼レンズは通常10倍を用いる．対物レンズは，真菌/原虫を対象とする場合は弱拡大の乾燥レンズ（10〜40倍），細菌を対象とする場合は強拡大（100倍）の油浸レンズを使用する．

染色の基本操作

■ 染色液の調製

色素原末を乳鉢ですりつぶし，エタノールもしくは精製水を少量ずつ加え，溶解する．

溶解後は濾紙で濾過し，褐色ビンで冷暗所に保存する．

■ 操作手順

①	塗抹	・脱脂されたスライドガラスに検査材料または菌液を塗抹する ・分離平板培地から集落を釣菌する場合は，スライドガラスに少量の精製水をのせ，釣菌した集落を懸濁し，塗抹する
②	乾燥	・自然乾燥をする
③	固定	・火炎固定もしくはメタノール固定を行う ・火炎固定の場合は，スライドガラスの塗抹面を上にし，ガスバーナの火炎中を2〜3回通過させる ・メタノール固定の場合は，スライドガラスの塗抹面にメタノールをのせ，1〜2分間固定を行う
④	染色	・スライドガラスの塗抹面に染色液をのせ，染色を行う
⑤	媒染	・媒染が必要な染色には媒染剤をスライドガラスの塗抹面にのせ，媒染を行う
⑥	脱色	・脱色が必要な染色には脱色剤をスライドガラスの塗抹面にのせ，脱色を行う
⑦	水洗	・スライドガラスの塗抹面の裏から流水で水洗する
⑧	乾燥	・スライドガラスを濾紙で軽く挟み，水分をとり，自然乾燥させる

（香取尚美）

2 | Gram（グラム）染色

III 染色法

目的

Gram 染色は細菌染色法で最も一般的に用いられている染色法である．Hans Christian Joachim Gram により考案されたもので，現在多用されているのは Hucker（ハッカー）の変法である．

細菌は Gram 陽性菌と Gram 陰性菌に大別される．また，細菌の形態や配列よりおおよその菌種の推定が可能であり，菌種同定に欠かすことのできない重要な染色法である．

実習目標

①染色手順を習得する．
②染色標本を鏡検し，標本の適否が評価できる．

検討課題

①染色標本を鏡検し，染色性，細菌の形態や配列から菌属などを推定する．

原理 Gram 染色は細菌細胞の表層構造の違いを利用し，Gram 陽性と Gram 陰性に染め分ける方法である．Gram 陽性菌の細胞壁にはリボ核酸マグネシウム結合物（Gram 陽性物質）が存在し，アルカリ溶液（パラゾールアニリン系色素）と酸性媒染剤（ルゴールやピクリン酸）を作用させることでアルコール不溶性物質として細胞に沈着するため，アルコールなどでの脱色がされない．これに対し，Gram 陰性菌の細胞壁にはリボ核酸マグネシウム結合物が存在しないため，染色されてもアルコールなどで脱色され，後染色の色に染色される．

試薬 ＜ハッカーの変法＞
①ハッカーのクリスタル紫液
 ＜Ⅰ液＞ a．クリスタル紫   2 g
    b．無水エタノール   20 ml
  a，b を混合，濾過する．
 ＜Ⅱ液＞ a．シュウ酸アンモニウム   0.8 g

   b. 精製水   80 ml

 Ⅰ液，Ⅱ液を混合して使用する．

②ルゴール液

   a. ヨウ素   1 g
   b. ヨウ化カリウム   2 g
   c. 精製水   300 ml

 ヨウ化カリウム 2 g を 10 ml 程度の精製水に溶解し，ヨウ素 1 g を少量ずつ加え溶解する．よく溶解したあと，残りの精製水を加える．

③サフラニン液

   a. サフラニン   0.5 g
   b. 無水エタノール   20 ml

 a，b を混合，濾過し，精製水で 5～10 倍に希釈して使用する．

④無水エタノール

染色工程

① 染色	ハッカーのクリスタル紫液	30秒～1分
② 水洗	流水	
③ 媒染	ルゴール液	1分
④ 水洗	流水	
⑤ 分別	無水エタノール	1分以内（塗抹部分から色素が溶出しなくなるまで行う）
⑥ 水洗	流水	
⑦ 後染色	サフラニン液	1～2分
⑧ 水洗	流水	
⑨ 乾燥		

染色結果

（カラー口絵Ⅲ-1，-2）

Gram 陽性菌──濃紫色

Gram 陰性菌──淡紅色

（香取尚美）

3 特殊染色

III 染色法

実習目標
①各種染色液の用途を理解し，染色液を作製することができる．
②染色標本を鏡検し，標本の適否の評価ができる．

検討課題
染色標本を鏡検し，各方法による染色の目的，原理を理解する．

A──抗酸性染色（抗酸菌染色）

Mycobacterium tuberculosis などの抗酸菌を選択的に検出するための染色法である．

■ Ziehl-Neelsen（チール・ネールゼン）染色

原理　一度染色されると，酸やアルコールによって脱色されにくい性質（抗酸性）を利用したものである．

試薬
①チールの石炭酸フクシン液
　＜I液＞　a. 塩基性フクシン粉末　　0.3 g
　　　　　b. 95％エタノール　　　　10 ml
　＜II液＞　a. 石炭酸　　　　　　　 5 ml
　　　　　b. 精製水　　　　　　　 95 ml
　I液，II液を混合，濾過して使用する．
②3％塩酸アルコール
③メチレン青液
　a. メチレン青粉末　　0.3 g
　b. 精製水　　　　　 100 ml

標本作製
①塗抹：検査材料を1白金耳とり，スライドガラスに大きく（3.0 × 1.5 cm程度）均等に塗抹する．
②乾燥：自然乾燥させる．
③固定：火炎中にゆっくり2～3回通過させる．

*加温：染色液を塗抹部分に十分にのせ，標本から湯気が出る程度にガスバーナの弱い炎をスライドガラスの下面から数分間隔で加温を行う．塗抹部分の乾燥や染色液を沸騰させないように注意する．また，途中染色液を補充するとスライドガラス表面の乾燥を防止できる．

染色工程

① 染色	石炭酸フクシン液	5分（加温*）
② 水洗	流水	
③ 脱色	3％塩酸アルコール	1～2分（塗抹部分から色素が溶出しなくなるまで行う）
④ 水洗	流水	30秒～1分
⑤ 後染色	メチレン青液	10～20秒
⑥ 水洗	流水	30秒～1分
⑦ 乾燥		

染色結果

（カラー口絵Ⅲ-3）
抗酸菌──赤色
生体成分──青色

■ auramine（オーラミン）染色

原理

蛍光色素を用いた染色法である．
染色標本に紫外線を照射することにより，二次蛍光を発生させ，抗酸菌を検出する．

試薬

① 3％石炭酸オーラミン液
　　＜Ⅰ液＞ a. オーラミンO粉末　　　0.1 g
　　　　　　 b. 95％エタノール　　　　10 ml
　　＜Ⅱ液＞ a. 石炭酸　　　　　　　　3 ml
　　　　　　 b. 精製水　　　　　　　　87 ml
　Ⅰ液，Ⅱ液を静かに混合して使用する．褐色ビンにて冷暗所に保存すれば1カ月間程度は保存可能である．
② 0.5～3％塩酸アルコール
③-1　0.1％メチレン青液
　　a. メチレン青粉末　　　0.1 g
　　b. 精製水　　　　　　 100 ml
③-2　0.5％過マンガン酸カリウム水溶液

③-1もしくは③-2を後染色に使用する．

標本作製

Ziehl-Neelsen染色の項（p.25）参照．

染色工程

① 染色	石炭酸オーラミン液	15分
② 水洗	流水	30秒～1分
③ 脱色	塩酸アルコール	1～2分（塗抹部分から色素が溶出しなくなるまで行う）
④ 水洗	流水	30秒～1分
⑤ 後染色	メチレン青液または過マンガン酸カリウム水溶液	20～30秒（メチレン青液） 2分（過マンガン酸カリウム水溶液）
⑥ 水洗	流水	30秒～1分
⑦ 乾燥		濾紙で吸い取ってはならない

鏡検：蛍光顕微鏡を用いて弱拡大（10×20）で観察を行う

染色結果

（カラー口絵Ⅲ-4）
抗酸菌──蛍光黄緑色

B ── 芽胞染色

目的

芽胞は熱や乾燥に抵抗性を示し，難染性の性質をもつ．芽胞形成菌は*Bacillus*属および*Clostridium*属であり，芽胞形成の有無や位置などは菌種同定に必要不可欠である．Gram染色では芽胞は不染性であるため，菌体と芽胞の染め分けのために用いられる染色法である．

原理

芽胞は3層の厚い殻でおおわれており，物質の透過性がないため通常の染色では色素が浸透せず，難染性を示す．芽胞染色は一度芽胞が染色されると脱色されにくい性質を利用し，菌体成分と染め分けができる．

■ Möller（メラー）法

試薬

①5％クロム酸溶液
②チールの石炭酸フクシン液
　　＜Ⅰ液＞a．塩基性フクシン粉末　　　11 g
　　　　　 b．無水エタノール　　　　　100 ml
　　＜Ⅱ液＞a．石炭酸　　　　　　　　　5 ml
　　　　　 b．精製水　　　　　　　　　95 ml
　Ⅰ液10 mlとⅡ液100 mlを混合，濾過して使用する．
③アルカリメチレン青液
　　a．5％メチレン青液　　　　　　　　30 ml
　　b．0.01％水酸化カリウム水溶液　　　100 ml
　a，bを混合，濾過する．使用時に精製水で4倍希釈して使用する．
④1～3％硫酸水

染色工程			
① 媒染・脱脂	5％クロム酸溶液	2～3分
② 水洗	流水	
③ 染色	石炭酸フクシン液	2～5分（加温*）
④ 水洗	流水	
⑤ 脱色・分別	1～3％硫酸水	5～10秒
⑥ 水洗	流水	
⑦ 後染色	メチレン青液	10～20秒
⑧ 水洗	流水	30秒～1分
⑨ 乾燥		

＊加温：Ziehl-Neelsen染色の項 (p.26) 参照

染色結果

（カラー口絵Ⅲ-5）
芽胞――赤色
菌体――淡青色

■ Wirtz（ウィルツ）法

試薬
① 5％マラカイト緑液
② 0.5％サフラニン液

染色工程			
① 染色	5％マラカイト緑液	2～5分（加温*）
② 水洗	流水	
③ 脱色・分別	1～3％硫酸水	5～10秒
④ 水洗	流水	
⑤ 後染色	0.5％サフラニン液	30秒～1分
⑥ 水洗	流水	
⑦ 乾燥		

＊加温：Ziehl-Neelsen染色の項 (p.26) 参照

染色結果

（カラー口絵Ⅲ-6）
芽胞――淡緑色～緑色
菌体――淡赤色

C ── 莢膜染色

目的 莢膜形成菌の莢膜は生体材料中や初代分離培養で認められることが多いことから，これによる菌種の推定が可能である．

原理 莢膜は多糖体またはペプチドで構成され，菌体に比べ脱色されやすい性質を利用した染色法である．

■ Hiss（ヒス）法

試薬

①-1　ゲンチアナ紫液
 a. ゲンチアナ紫粉末　　　0.25 g
 b. 無水エタノール　　　　5 ml
 a, b を混合後，精製水 95 ml を加え使用する．

①-2　フクシン液
 a. フクシン粉末　　　　0.55 g
 b. 無水エタノール　　　5 ml
 a, b を混合後，精製水 95 ml を加え使用する．

② 20%硫酸銅水溶液

染色工程

① 染色	ゲンチアナ紫液またはフクシン液	2〜3分（加温*）
② 脱色	20%硫酸銅水溶液	
③ 乾燥		濾紙で軽く押さえる

*加温：Ziehl-Neelsen染色の項（p.26）参照

染色結果

（カラー口絵Ⅲ-7, 8）
ゲンチアナ紫液：菌体――濃紫色
　　　　　　　　莢膜――淡紫色
フクシン液：菌体――濃桃色
　　　　　　莢膜――淡桃色

D——鞭毛染色

目的
鞭毛は周毛性，極単毛（単毛）性，極多毛（叢毛）性など菌種により異なる．これらを観察することにより，ある程度の菌種の推定が可能である．

原理
鞭毛は細く，通常の染色では観察不能なことから，タンニン酸処理によって鞭毛を膨化させることで鏡検可能となる．

標本作製
①培養：ハートインフュージョンブロスやトリプトソイブロスなどの液体培地を用い，被検菌を接種し，25℃前後で一夜培養する．
②菌液の固定：菌液 3 ml に 10%中性ホルマリン（0.1% BTB 水溶液を少量と 0.1 N NaOH を加え中性にしたもの）を 0.5 ml 加えて軽く混和後，15 分間放置し固定する．3,000 rpm で 10〜15 分間遠心後，上清を捨て精製水 3〜5 ml 加え混和後，再度遠心する．この操作を 2 回繰り返し，精製水を 1〜2 ml 加え懸濁する．
③塗抹：スライドガラスにガラス鉛筆で長方形（26 × 60 mm）の枠をつくり，白金耳で菌液を釣菌後，枠の一端に塗抹し，スライドガラスを斜めにし，菌液を流して枠に広げる．

④乾燥：自然乾燥をさせる．

■ Leifson（レイフソン）法

試薬	①色素原液

　　　a．パラローズアニリン酢酸塩　　　　0.9 g
　　　b．パラローズアニリン塩酸塩　　　　0.3 g
　　　c．95％エタノール　　　　　　　　100 ml
②1.5％塩化ナトリウム水溶液
③3％タンニン酸水溶液

①，②，③を等量混合し，4℃で1〜3日間静置後，上清を用いる．
使用時は室温に戻しておく．
（−20℃に保存すれば約1年間使用可能である．）

染色工程	① 染色	染色液1mlを枠内に注ぐ	約10分（室温） （透明な染色液が徐々に混濁し，全体が混濁する直前にスライドガラスの端から水を注ぎ，水洗する）
	② 乾燥		

染色結果	（カラー口絵Ⅲ-9） 鞭毛・菌体──濃赤色

E──異染小体染色（異染体染色，ナイセル小体染色）

目的	*Corynebacterium diphtheriae* は，細胞質内に異染小体（ナイセル小体）を有しており，偽膜などの検体材料中よりGram陽性桿菌が検出された場合，異染小体染色を行うことで，ジフテリアの推定診断が可能である．

原理	異染小体は強酸性条件下において，塩基性色素で染色すると，菌体部分よりも異染小体部分が濃染することを利用した染色法である．

■ Neisser（ナイセル）法

試薬	①ナイセル液

　　　＜Ⅰ液＞a．メチレン青粉末　　　　0.1 g
　　　　　　 b．無水エタノール　　　　2 ml
　　　　　　 c．精製水　　　　　　　 95 ml
　　　　　　 d．氷酢酸　　　　　　　　3 ml

<Ⅱ液> a. クリスタル紫粉末　　0.1 g
b. 無水エタノール　　1 ml
c. 精製水　　30 ml

使用時にⅠ液，Ⅱ液を2：1の割合で混合し，使用する．
② 0.3%クリソイジン水溶液

染色工程

① 染色	ナイセル液	20～30秒
② 水洗	流水	
③ 後染色	0.3%クリソイジン水溶液	10秒
④ 乾燥		水洗せずに濾紙で軽く押さえる

染色結果

（カラー口絵Ⅲ-10）
異染小体——黒褐色
菌体——黄色

F ── その他の染色法

■ Giemsa（ギムザ）染色

目的

スピロヘータ科はGram染色での観察が困難なため，Giemsa染色が行われる．また，クラミジアやリケッチアにも使用され，細胞の観察に用いられている．

試薬

① メタノール
② Giemsa染色液
　　a. Giemsa原液（市販品）
　　b. 1/15 mol/l リン酸緩衝液（pH6.4～6.8）
使用時にa，bを混合し，pHを定めて使用する．

染色工程

① 固定	メタノール	1～2分
② 乾燥		自然乾燥
③ 染色	Giemsa染色液	20～30分
④ 水洗	流水	15～30秒
⑤ 乾燥		

■ 墨汁染色

目的

主にクリプトコッカスの検出に用いられる染色法である．

原理

クリプトコッカスは菌体周囲に同心円状の厚い莢膜を有する．菌体が染色液として用いる墨汁をはじくことを利用した染色法である．

| 試薬 | ①液体墨汁（市販品）：使用時に適宜希釈して使用する． |

| 標本作製・染色工程 | ①検体処理：検査材料（気管支洗浄液，喀痰は液化させる）は3,000 rpmで15分間遠心，染色した沈渣を用いる．
集落は精製水に懸濁した菌液を用いる．
②塗抹・染色：スライドガラス上で墨汁と検体1白金耳を混合し，カバーガラスをかぶせる． |

| 染色結果 | （カラー口絵Ⅲ-11）
菌体――無染色の酵母様細胞
背景――黒色 |

■ lactophenol cotton blue（ラクトフェノールコットン青）染色

| 目的 | 真菌の形態観察を行うための染色法である． |

| 試薬 | ①ラクトフェノールコットン青液
　　a. 結晶石炭酸　　　　20 g
　　b. グリセリン　　　　20 ml
　　c. 乳酸　　　　　　　20 ml
　　d. コットン青　　　　50 mg
a，b，cを精製水20 mlで混合し加温溶解，さらにdを加えて加温溶解する．濾過して使用する． |

| 標本作製・染色工程 | ①検体：釣菌標本は十分に発育したものを用いる．スライドカルチャー標本は諸器官（構造物）が十分に発育したものを用いる．
②染色：スライドガラス上にラクトフェノールコットン青液を1滴滴下する．

釣菌標本は，カギ型白金耳で集落を掻き取り，染色液と混合しカバーガラスをかぶせる．
スライドカルチャー標本は，作製したカバーガラスを使用し，スライドガラス上にかぶせる． |

| 染色結果 | （カラー口絵Ⅲ-12）
真菌菌体――青色
（黒色真菌は染色されにくい） |

文献（Ⅲ-1〜3）：
1) 岡田　淳ほか：臨床検査学講座　微生物学／臨床微生物学（第3版）．医歯薬出版，2010．
2) *Medical Technology* 別冊／新染色法のすべて．医歯薬出版，1999．
3) *Medical Technology* 別冊／新・カラーアトラス 微生物検査．医歯薬出版，2009．
4) *Medical Technology* 別冊／最新染色法のすべて．医歯薬出版，2011．

（香取尚美）

IV

薬剤感受性検査法

IV 薬剤感受性検査法

1 薬剤感受性検査法

薬剤感受性検査とは，細菌の抗菌薬に対する感受性をみる検査であり，感染症の治療に有効な抗菌薬の選択に用いる．また，耐性菌の検出による院内感染の防止や薬剤感受性パターンを用いた菌種の推定なども可能である．

実習では，①ディスク拡散法，②寒天平板希釈法，③微量液体希釈法と，近年，問題になっている薬剤耐性菌の検査法である④β-ラクタマーゼの検出と⑤薬剤耐性遺伝子の検出を行う．これらの検査方法については，なるべく臨床で行われているものを取り入れた．ディスク拡散法は米国臨床検査標準化委員会（CLSI）によるCLSI法を，寒天平板希釈法（1968年制定，1974年改訂，1981年再改訂，2008年再々改訂）と微量液体希釈法（1990年制定，1992年一部修正）は日本化学療法学会法を用いている．

1 ディスク拡散法（disk diffusion method）——1濃度法

ディスク拡散法は，被検菌を塗抹した培地上に，一定量の抗菌薬をしみ込ませたディスクを密着させて培養すると，寒天中に薬剤が拡散し，薬剤の濃度勾配ができる．ディスク周囲に被検菌の発育阻止円が形成され，その大きさにより感受性を判定する方法である．

実習準備

<供試菌>
①*Staphylococcus aureus*（黄色ブドウ球菌）209P
②*Escherichia coli*（大腸菌）ATCC 11775
③*Pseudomonas aeruginosa*（緑膿菌）
いずれもトリプトソイ寒天培地（TSA培地）（斜面培地）に一晩培養したもの．

<培地>
ミュラー・ヒントン寒天培地N「ニッスイ」（またはミュラー・ヒントンⅡ寒天培地「ベクトン・ディッキンソン」）

<抗菌薬>

SNディスク（ニッスイ）：（薬剤識別記号が印刷された直径約6.35 mmの円形濾紙）

①Gram陽性菌にはベンジルペニシリン（PCG），クロキサシリン（MCIPC），セファゾリン（CEZ），リンコマイシン（LCM），エリスロマイシン（EM），ジョサマイシン（JM）を使用．

②Gram陰性菌にはアンピシリン（ABPC），スルベニシリン（SBPC），セファゾリン（CEZ），カナマイシン（KM），ゲンタマイシン（GM），ナリジクス酸（NA）を使用．

<器具>

①滅菌シャーレ：丸シャーレには25 ml（厚さ4 mm）（角1号シャーレには80 ml，角2号シャーレには60 mlとなる）の培地を作製する（6枚）．

②滅菌綿棒（1本ずつ包装，滅菌されたもの）

③滅菌生理食塩液（小試験管に4 ml×3本）

④ピンセット（アルコール消毒を行う）

操作

①菌液の作製：一晩培養後の斜面培地上の菌体を，滅菌生理食塩液に浮遊させてMcFarland No. 0.5に調製する．

〔分離培養した平板培地上の同じ菌種と考えられる集落3～5個について，内径1 mmの白金耳を用いて1白金耳とり，滅菌生理食塩液4 mlに浮遊させる．このように調製した菌液はMcFarland No. 0.5に相当する（表Ⅳ-1）．〕

②平板培地上への菌液の塗抹：平板培地上に滅菌綿棒を菌液に浸す．滅菌綿棒を十分に菌液に浸したあと，綿棒を試験管壁に押しつけて余分な菌液を除く．ミュラー・ヒントン寒天培地Nを60度ずつ回転させ，2回以上塗抹する．

③薬剤含有ディスクの設置：供試菌を塗抹したミュラー・ヒントン寒天培地N上に滅菌ピンセットで3個（3種類）のディスクを置き（このときディスクとディスクの間隔はディスクの中心から他のディスクの中心まで24 mm以上になるようにする），ピンセットで軽く押さえて密着させる．

④それぞれ供試菌に6種類の抗菌薬を使用するので，シャーレは2枚となる．

角シャーレの場合：シャーレを横にし，縦中央に直線状に画線し，次いで左右に塗り広げ，均一に塗抹する．さらにシャーレを90度回転させ，左右に塗り広げ，均一に塗抹する．綿棒を菌液に再度浸したのち，この方法をもう一度繰り返す．

別売りのディスペンサーを用いると，一度に角シャーレ1号14枚，角シャーレ2号12枚，丸シャーレ8枚まで寒天平板上に同時に置くことができる．

表Ⅳ-1 McFarland（マクファーランド）濁度標準液の作製法

McFarland	0.5	1	2	3	4	5	6	7	8
1％塩化バリウム溶液（ml）	0.05	0.1	0.2	0.3	0.4	0.5	0.6	0.7	0.8
1％硫酸溶液（ml）	9.95	9.9	9.8	9.7	9.6	9.5	9.4	9.3	9.2
菌数（×10^8/ml）	1.5	3	6	9	12	15	18	21	24

⑤35℃，16〜18時間培養する．

結果判定

図Ⅳ-1（☞カラー口絵Ⅳ-1）参照．

①得られた阻止円直径から，表Ⅳ-2により，細菌の各種抗菌薬に対する感受性を，感性（S：susceptible），中間（I：intermediate），耐性（R：resistant）で判定する．

②透明な寒天培地は裏側から，血液寒天培地など不透明な培地は蓋をとり表面から，発育阻止円の直径をノギス・定規で測定する．

③*Staphylococcus* spp.や*Enterococcus* spp.を検査した場合は24時間培養し，メチシリンあるいはバンコマイシン耐性株の軽度の増殖を検出するために，透過光を用いて観察する．阻止円内で認められる増殖は

図Ⅳ-1 ディスク拡散法

ミュラー・ヒントン寒天培地Nに大腸菌（*E. coli*）を塗抹後，3種のディスクを置き，一晩培養後，ABPC（アンピシリン），SBPC（スルベニシリン），CEZ（セファゾリン）の阻止円直径を測定した．表Ⅳ-2よりいずれも感性（S）と判定した

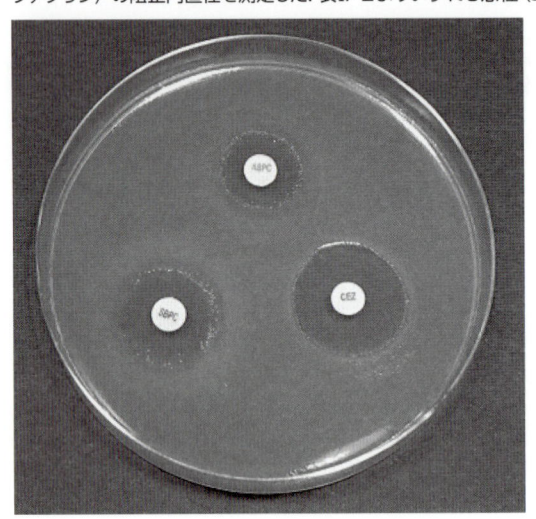

表Ⅳ-2 各薬剤の阻止円直径の判定区分

薬剤	記号	薬剤含有量μg（力価）	耐性(R)	中間(I)	感性(S)
ベンジルペニシリン	PCG	10u*	≦28**	−	≧29
クロキサシリン	MCIPC	1	≦9	10〜14	≧15
アンピシリン	ABPC	10	≦13	14〜16	≧17
スルベニシリン	SBPC	30	≦12	13〜15	≧16
セファゾリン	CEZ	30	≦14	15〜17	≧18
カナマイシン	KM	30	≦13	14〜17	≧18
ゲンタマイシン	GM	10	≦12	13〜14	≧15
エリスロマイシン	EM	15	≦13	14〜22	≧23
ジョサマイシン	JM	30	≦13	14〜17	≧18
リンコマイシン	LCM	2	≦16	17〜20	≧21
ナリジクス酸	NA	30	≦13	14〜18	≧19

*u：unit単位（1u=0.27μg）
**阻止円直径の判定区分は菌種により異なる．ここに示したものは代表的な菌種のみである（判定区分の詳細についてはCLSIを参照すること）

メチシリンまたはバンコマイシン耐性の指標である．*Proteus* spp. などの遊走菌は薄いベールは無視して測定する．サルファ剤では培地中の拮抗物質によって阻止円内にわずかに菌が増殖する場合があるが，軽度の増殖は無視したうえで阻止円直径を測定する．

> **注意事項**

①阻止円の大きさは培地の種類，厚さ，接種菌量，培養温度，培養時間により影響を受けるため，定められた実施手順を厳重に遵守する必要がある．
②嫌気性菌のディスク法は確立されていないため，希釈法を用いる．
③ディスクは室温保存，冷蔵保存など薬剤により異なるが，冷蔵保存してあるディスクを使用する場合は，ディスクの入ったビンは室温に戻してから開封する．ペニシリン系，セフェム系薬剤は温度・湿度により劣化しやすいので注意が必要である．

〔邑岡麻子〕

2 寒天平板希釈法 (agar dilution method)

希釈した薬剤を含有した寒天培地上に被検菌を塗抹し，発育の有無により感受性を求める．一度に多数の菌株を検査できる．

実習準備

<使用菌株>
Escherichia coli（大腸菌）ATCC 11775（感受性測定用ブイヨン「ニッスイ」で一晩培養した菌液）

<培地>
①ミュラー・ヒントン寒天培地N「ニッスイ」
②感受性測定用ブイヨン「ニッスイ」（中試験管10ml×1本）

<抗菌薬>
①アンピシリンナトリウム
②カナマイシン一硫酸塩

<器具>
①滅菌シャーレ
②滅菌生理食塩液（中試験管5ml×2本，2ml×30本）
③滅菌メスピペット（5ml×4本）（1ml×2本：菌液希釈用），滅菌駒込ピペット（10ml×1本）

操作

①抗菌薬の希釈：それぞれの抗菌薬を化学天秤で5.0 mg秤量し，滅菌生理食塩液5mlを用いて1,000 μg/mlの溶液5mlを作製する．それを5ml滅菌メスピペットを用い滅菌生理食塩液で2倍希釈を行い，500, 250, 125, 62.5, 31.25, 15.625, 7.8125, ……0.029 μg/mlの溶液を作製する．

②培地の作製：ミュラー・ヒントン寒天培地Nを高圧蒸気滅菌し，50〜60℃になったところで滅菌シャーレに抗菌薬の希釈液を2.0 ml分注し，それに50〜60℃のミュラー・ヒントン寒天培地Nを滅菌駒込ピペットで18 ml分注し，よく混ぜて平板とする．

③接種用菌液：感受性測定用ブイヨンで37℃，18〜20時間培養した菌液を感受性測定用ブイヨン10 mlに0.1 ml入れ，100倍に希釈し，約10^6/mlに調製したものを接種菌液とする．

（*Escherichia coli* ATCC 11775を18〜20時間培養すると，10^8〜10^9/mlの菌数になる．感受性測定用ブイヨンを用いて100倍に希釈して用いる．）

18〜20時間培養後の菌数は菌種により異なるので，前もって調べておく必要がある．

三角フラスコで作製したミュラー・ヒントン寒天培地Nに1/9量の抗菌薬を加えよく混ぜ，20 mlずつシャーレに分注してもよい．

④菌の接種法：内径1mm前後の白金耳で2cm程度画線塗抹する．

⑤35℃で18〜20時間，培養する．

1スポット接種でもよい．

結果判定

完全に発育が阻止された最低濃度をもってMIC値とし，5個以内の集落の発育はspontaneos mutant（自発変異体）によるものであって発育阻止とする．

（邑岡麻子）

①MIC（minimum inhibitory concentration, 最小発育阻止濃度）：一定の薬剤濃度を添加している培地に菌の発育の有無を確認し，その薬剤の最低濃度µgを求める．被検菌はこの濃度以上で感受性を示す．

②MBC（minimum bactericidal concentration, 最小殺菌濃度）：MIC以上の濃度において，菌の発育が阻止されている状態であるが菌が生存している場合がある．この状態で菌の発育が全く認められなくなった濃度のことを示す．

③MPC（mutant prevention concentration）：MIC付近では細菌が多く死滅するが，なかには耐性菌（mutant）が出現し，生き残る場合がある．MICよりさらに高い濃度では耐性菌（mutant）も死滅する．このときの濃度をいう．

3 微量液体希釈法
(broth microdilution method)

液体希釈法には試験管を用いて薬剤の希釈系列を作製する試験管法（broth macrodilution method）と，マイクロプレートを用いて薬剤の希釈系列を作製する微量液体希釈法（broth microdilution method）がある．

実習準備

＜使用菌株＞

Escherichia coli（大腸菌）ATCC 11775（感受性測定用ブイヨン「ニッスイ」で一晩培養した菌液）

＜培地＞

感受性測定用ブイヨン「ニッスイ」

＜抗菌薬＞

①アンピシリンナトリウム（12.8 mg/ml滅菌精製水）

②カナマイシン一硫酸塩（12.8 mg/ml滅菌精製水）

＜器具＞

①滅菌マイクロプレート

> ミュラー・ヒントンブイヨンを用いる場合は，滅菌後のpHを7.2〜7.4（25 ℃）に調製し，さらに Ca^{++} 25〜50 mg/l，Mg^{++} 12.5〜25 mg/lになるように添加して使用する．

操作

①抗菌薬の希釈：図Ⅳ-2のように行う．

滅菌精製水で12.8 mg/mlの抗菌薬の原液を作製する．（水に不溶な薬剤は，できるだけ少量のエチルアルコール，緩衝液，NaOH，DMSO液などで溶解後，滅菌精製水や緩衝液で希釈して12.8 mg/mlの抗菌薬の原液を作製する．）次に，滅菌メスピペットを用いて感受性測定用ブイヨン「ニッスイ」で希釈を行い，128，64，32，16，……0.06 μg/mlの溶液を作製する．希釈した抗菌薬含有感受性測定用ブイヨン「ニッ

図Ⅳ-2　薬剤の希釈法

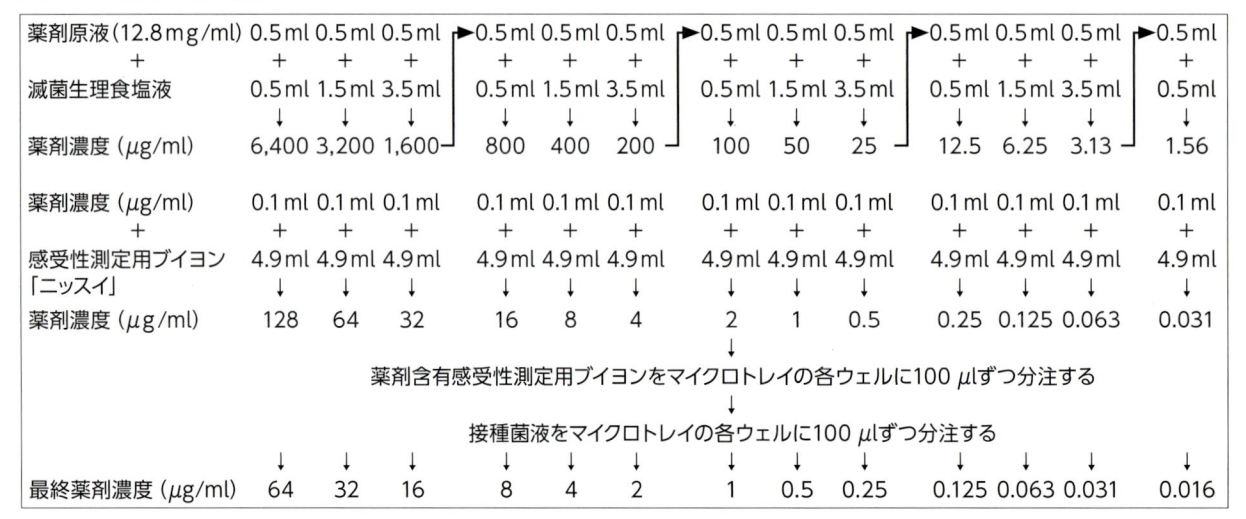

薬剤原液(12.8 mg/ml)	0.5 ml	0.5 ml	0.5 ml	→0.5 ml	0.5 ml	0.5 ml	→0.5 ml	0.5 ml	0.5 ml	→0.5 ml	0.5 ml	0.5 ml	→0.5 ml
+	+	+	+	+	+	+	+	+	+	+	+	+	+
滅菌生理食塩液	0.5 ml	1.5 ml	3.5 ml	0.5 ml	1.5 ml	3.5 ml	0.5 ml	1.5 ml	3.5 ml	0.5 ml	1.5 ml	3.5 ml	0.5 ml
↓	↓	↓	↓	↓	↓	↓	↓	↓	↓	↓	↓	↓	↓
薬剤濃度 (μg/ml)	6,400	3,200	1,600	800	400	200	100	50	25	12.5	6.25	3.13	1.56
	0.1 ml	0.1 ml	0.1 ml	0.1 ml	0.1 ml	0.1 ml	0.1 ml	0.1 ml	0.1 ml	0.1 ml	0.1 ml	0.1 ml	0.1 ml
+	+	+	+	+	+	+	+	+	+	+	+	+	+
感受性測定用ブイヨン「ニッスイ」	4.9 ml	4.9 ml	4.9 ml	4.9 ml	4.9 ml	4.9 ml	4.9 ml	4.9 ml	4.9 ml	4.9 ml	4.9 ml	4.9 ml	4.9 ml
↓	↓	↓	↓	↓	↓	↓	↓	↓	↓	↓	↓	↓	↓
薬剤濃度 (μg/ml)	128	64	32	16	8	4	2	1	0.5	0.25	0.125	0.063	0.031

↓
薬剤含有感受性測定用ブイヨンをマイクロトレイの各ウェルに100 μlずつ分注する
↓
接種菌液をマイクロトレイの各ウェルに100 μlずつ分注する
↓

最終薬剤濃度 (μg/ml)	64	32	16	8	4	2	1	0.5	0.25	0.125	0.063	0.031	0.016

スイ」をマイクロプレートの1ウェルあたり100 μl分注する．
②接種用菌液の作製：一晩培養した菌液を感受性測定用ブイヨン「ニッスイ」でMcFarland 0.5（約10^8 CFU/ml）の濃度に調製し，これをさらに感受性測定用ブイヨン「ニッスイ」で10倍に希釈（約10^7 CFU/ml）した菌液を各ウェルに5 μl接種し，最終接種菌量を約5×10^4 CFU/ウェルとする．
③35℃で18～24時間，培養する．

結果判定

菌の発育の有無はブイヨンの濁りで判定する．対照培地で菌の発育を確認後，菌の発育が肉眼で認められないウェルのなかで最小の薬剤濃度がMICである．ウェルの底に沈殿（発育）があっても直径1 mm以下で1個の場合は発育陰性とする．次に，菌の発育の認められないウェルより感受性測定用ブイヨン「ニッスイ」が100 μl分注されたウェルに5 μl接種し，35℃で18～24時間培養後も菌の発育が肉眼で認められないウェルのなかで最小の薬剤濃度がMBCである．

（邑岡麻子）

マイクロプレートの濁度はマイクロプレートリーダー（波長600 nm）で測定することができる．

4 β-ラクタマーゼの検査法

β-ラクタマーゼ検査法にはニトロセフィン法，アシドメトリック法，ヨードメトリック法がある．実習では**ニトロセフィン法**を行う．ニトロセフィン法とは，セファロスポリン系のニトロセフィン（クロモジェニックセファロスポリン）がβ-ラクタマーゼにより開裂し，赤色に発色する．

実習準備

<使用菌株>

Staphylococcus aureus（黄色ブドウ球菌）（β-ラクタマーゼ陽性株）：トリプトソイ寒天（TSA）斜面培地に一晩培養したもの

<試薬>

セフィナーゼディスク（ベクトン・ディッキンソン社）

<器具>

①滅菌シャーレ
②滅菌竹串
③滅菌水

操作 滅菌シャーレにセフィナーゼディスクをピンセットで1枚置き，滅菌水を1〜2滴滴下して吸水させ，斜面培地上の菌を滅菌竹串で釣菌し，ディスク表面に塗抹する．

結果判定 5分以内に赤変したものを陽性，黄色のまま変化しないものを陰性とする．ある種の*Staphylococcus*では，陽性反応が現れるのに1時間かかる場合がある．

（邑岡麻子）

5 薬剤耐性遺伝子の検査法
（MRSAのメチシリン耐性遺伝子の検出）

MRSA（メチシリン耐性黄色ブドウ球菌）感染症は，有効な薬剤が少なく難治性となりやすい．このMRSAの耐性機構は，ペニシリン結合蛋白質（penicillin-binding protein；PBP）に代わりPBP2'が多量に産生されることによるもので，これには染色体上に挿入されたstaphylococcal cassette chromosome mec（SCC mec）中の遺伝子（mecA）が関与している．このmecAをPCR法を用いて検出する．

①PCR：polymerase chain reaction（ポリメラーゼ連鎖反応）

実習準備

＜使用菌株＞
MRSA（オキサシリンのMIC値が4 mg/ml以上）：トリプトソイ寒天（TSA）斜面培地に一晩培養したもの．

②テンプレートDNA：鋳型DNA

＜試薬＞
プライマーの作製：次のような塩基配列をもつプライマー1，2を作製する．
プライマー1：5'CTCAGGTACTGCTATCCACC3'
プライマー2：5'GTGAGGTGCGTTAATATTG3'

＜器具＞
滅菌チューブ（1.5 ml，0.7 ml）

操作

①MRSAからのDNA（テンプレートDNA）の抽出

1.5 mlの滅菌チューブに0.1M Tris・HClを100 μl加える．

↓

TSA斜面培地上のMRSAをMcFarland No.4の濃度になるように菌液を作製する．

20 % SDS液を20 μl加える．

↓ 65 ℃，60分加温

フェノール：クロロホルム：イソアミルアルコール液（25：24：1）を500 μl加える．

↓ 20秒，振盪
↓ 15,000 rpm，15分

水層（約200 μl）を別の滅菌チューブに移す．

↓

酢酸ナトリウム20 μlとエチルアルコール300 μlを加える．

↓ 30分静置
↓ 15,000 rpm，20分遠心

上清を捨て，70 %エチルアルコールで洗浄する．

↓

50 μlの精製水で溶解し，template DNA溶液とする．

②PCR法によるPBP 2'遺伝子の増幅

試薬の調製にはKOD Dash®（東洋紡績社）を使用した．

template DNA溶液	2 μl（20 μl）
10×PCR buffer	5 μl
2.0 mM dNTP Mixture	5 μl
プライマー1（100 pmol/μl）	1 μl
プライマー2（100 pmol/μl）	1 μl
KOD Dash®	0.5 μl
DDW	35.5 μl（17.5 μl）
total	50 μl

以上の量にPCR反応液を調製した．

↓

サーマルサイクラー（自動温度変換装置）で，[90℃・45秒（熱変性），45℃・1分（アニーリング），72℃・1分（伸張反応）]×30サイクル

↓

反応液1 μlを1％アガロースゲルで電気泳動

↓

エチジウムブロマイド染色

↓

DNAの確認（610 bp）

③DNAの解析（制限酵素処理）

制限酵素は*Cla* Iを用いて，PCR反応液から精製したDNA（9 μl）に10×buffer 1 μlと制限酵素20 U（2 μl）を添加し，37℃で3時間インキュベートした．

結果判定

370 bpと240 bpの2つのDNA断片が認められる.

PCR法で増幅したDNA断片には*Cla*Iの認識部位が1カ所存在することがわかっており，*Cla*Iにより2つに切断されるということは*mec*A遺伝子の塩基配列を有すると考えられる.

なお，同時に黄色ブドウ球菌に特異的な耐熱性核酸分解酵素（DNase）遺伝子*nuc*（thermostable nuclease遺伝子）の検出を行うことにより，MRSAと判定できる.

＜*nuc*遺伝子のPCR法＞

　プライマー3：5'GCGATTGATGGTGATACGGTT 3'
　プライマー4：5'AGCCAAGCCTTGACGAACTAAAGC 3'
　増幅産物　279 bp
　PCRの条件（94℃・1分，55℃・30秒，72℃・1分30秒）×37サイクル

精度管理

いずれの薬剤感受性試験も標準株を用いて精度管理を実施し，成績を管理する必要がある.

標準株：*Escherichia coli* ATCC 25922, *Staphylococcus aureus* ATCC 25923, *Pseudomonas aeruginosa* ATCC 27853, *Escherichia coli* ATCC 35218, *Enterococcus faecalis* ATCC 29212など

文献：
1) 小林一寛ほか：メチシリン耐性黄色ブドウ球菌（MRSA）診断用PCR法. 臨床と微生物, 19：655〜657, 1992.

（邑岡麻子）

V 主要細菌の検査法

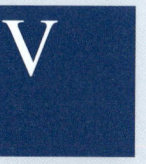

1 スタフィロコッカス属 (*Staphylococcus*)

V 主要細菌の検査法

図V-1 スタフィロコッカス属の簡易同定

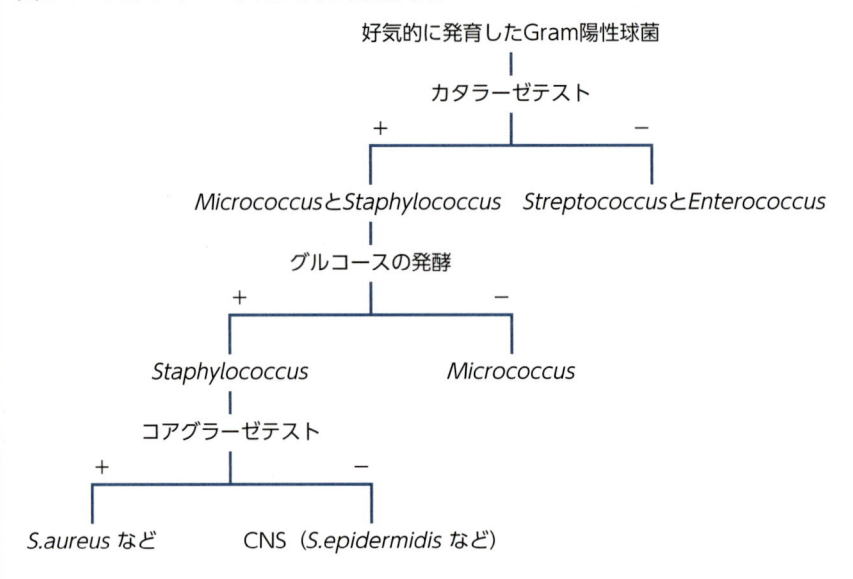

```
         好気的に発育したGram陽性球菌
                   │
              カタラーゼテスト
           ┌───────┴───────┐
           +               −
   MicrococcusとStaphylococcus   StreptococcusとEnterococcus
           │
       グルコースの発酵
       ┌───┴───┐
       +       −
  Staphylococcus  Micrococcus
       │
   コアグラーゼテスト
     ┌─┴─┐
     +   −
  S.aureus など   CNS（S.epidermidis など）
```

実習目標

①正しくGram染色ができる．
②*Staphylococcus aureus*の検査法を述べることができる．

被検菌

トリプトソイ寒天培地（TSA）またはハートインフュージョン寒天培地（HIA）の斜面培地に純培養したもの（2〜3セット/班）
①*Staphylococcus aureus*
②*Staphylococcus epidermidis*などのCNS（コアグラーゼ陰性ブドウ球菌）

実習前の課題

表V-1（p.54）に示すような結果記入表をつくり，スケッチ以外の予想される性状を記入しておく．

実習

■ Gram染色（各自で行う）

①目標
- Gram染色の手技に慣れ，本などをみないで染色できる．
- 標本観察で，別途実習するレンサ球菌（*Streptococcus*と*Enterococcus*）との違いがわかる．

②目的
- Gram陽性球菌であることの確認．
- ブドウ状配列の確認．

③染色手技と観察
- ハッカーの変法（またはB&M法，フェイバーG法）
- 標本を観察し，菌の形態と配列がわかるようにスケッチをする．

■ カタラーゼテスト（各自で行うか，1菌種／1人）

①目標
- カタラーゼテストの試薬名と手技を覚える．

②目的
- カタラーゼ産生能の有無によりスタフィロコッカス属，ストレプトコッカス属，エンテロコッカス属とを鑑別する．

③手技と判定（aとbのどちらかの方法で行う．学生にはbのほうが安全）

　a．のせガラス法：3％過酸化水素水の1滴をスライドガラス上にとり，菌をガラスまたはプラスチックの棒で過酸化水素水と混ぜる．泡立てば反応陽性．

　b．試験管法：試験管に3％過酸化水素水を2ml程度分注したものを用意し，斜面培地の菌をガラスまたはプラスチックの棒でとり試験管に入れる．泡が発生すれば反応陽性（☞**カラー口絵V-1**）．

④反応

$$2H_2O_2 \xrightarrow{\text{カタラーゼ}} 2H_2O + O_2\uparrow$$

好気的に発育する細菌の多くは，呼吸代謝のときに生成される過酸化水素を分解するカタラーゼを産生するが，呼吸代謝を行わないストレプトコッカス属，エンテロコッカス属はカタラーゼを産生しない．また，血液を含む培地で培養した菌はこの検査に適さない．

■ OF試験（各自培地2本で被検菌の1菌種を実施）

①目標
- OF試験の手技を覚える．
- スタフィロコッカス属の糖分解形式を覚える．

②目的
- スタフィロコッカス属とミクロコッカス属とを鑑別する．

③手技と判定
- 2本のグルコース加OF培地（またはpH指示薬をBTBからPRに変更

した培地を用いたほうがよい）に白金線で被検菌を管底に達するまで接種する．1本はそのまま，1本は培地上に滅菌流動パラフィンを重層し培養する．
- 2本とも黄変したらグルコースを発酵と判定する（☞**カラー口絵V-2**）．

■ **7.5%食塩耐性テストとマンニット分解性テスト**（各自で行うか，1菌種／1人）

①目標
- 分離培養で必ず独立コロニーができるようになる．
- *Staphylococcus aureus* の分離培地であるマンニット食塩培地上のコロニーの特徴を覚える．

②目的
- 7.5%食塩耐性のスタフィロコッカス属と7.5%食塩に耐性のないミクロコッカス属とを鑑別する．
- マンニット分解菌とマンニット非分解菌とを鑑別する．

③手技と判定
- マンニット食塩培地に被検菌を画線培養する．24～48時間培養後，培地に発育すれば，7.5%食塩耐性．コロニーの周囲が黄変したらマンニットの分解性陽性．
- *Staphylococcus aureus* と *S. epidermidis* のコロニーを観察しスケッチする（☞**カラー口絵V-3，-4**）．

■ **コアグラーゼテスト**（各自で行うか，1菌種／1人）

①目標
- コアグラーゼテストの手技を覚える．

②目的
- コアグラーゼ産生能の有無により，ブドウ球菌をコアグラーゼ陽性菌群と陰性菌群（CNS）とに鑑別する．

③手技と判定
- ウサギプラズマ（血漿）の7倍希釈液（栄研のウサギプラズマを用法どおりに溶解）を滅菌小試験管に0.5ml分注したものに被検菌の1白金耳を接種する．
- 37℃において3時間後，24時間後に静かに試験管を横に倒して血漿凝固の有無を観察する（☞**カラー口絵V-5**）．

④反応

コアグラーゼは *Staphylococcus aureus* が産生する血漿を凝固させる作用をもつ蛋白質で，ヒトまたはウサギの血漿中に存在する活性化因子（アクチベータ）により活性化される．血漿中のプロトロンビンと結合して，これをトロンビン様物質（staphylothrombin）に変える．最終的な凝固はフィブリンの析出によるものである．

■ DNase（核酸分解酵素）テスト（各自1枚のDNA平板に被検菌の2菌種を実施）

①目標
・DNA培地の平板を使ったDNaseテストの手技を覚える．

②目的
DNase産生の菌とDNase非産生の菌とを鑑別する．

③手技と判定
・被検菌を白金耳でDNA培地の1区画に画線塗抹する（**図V-2**）．（トルイジン青-Oは球菌の発育を阻害するので，菌を多めに接種する．）
・37℃で一夜培養後，菌苔の周囲がローズピンク色に変色した場合をDNase陽性，無変化（青色）の場合を陰性とする（☞ **カラー口絵V-6**）．

図V-2　DNaseテストの接種と判定

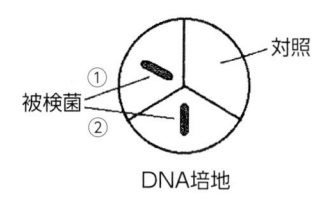

④反応
DNase産生菌は培地中のDNAを分解してヌクレオチドを生じる．その結果，培地に含まれるトルイジン青-Oが異染性を示してローズピンク色に変色する．この変色は，トルイジン青-Oの吸収スペクトルが変化することによる．非分解菌の場合は培地本来の色（青色）である．

結果の評価 判定結果を表に記入し，結果が予測と異なるときは，他の人の結果を参考に理由を班単位で検討する．

表V-1 結果の記入表

性状	S. aureus	S. epidermidis
1. Gram染色（スケッチも）		
2. カタラーゼテスト		
3. OFテスト		
4. マンニット食塩培地 7.5%食塩耐性 マンニット分解性 コロニー観察 （スケッチも）		
5. コアグラーゼ		
6. DNaseテスト		

（石田洋一）

2 ストレプトコッカス属 (*Streptococcus*) と エンテロコッカス属 (*Enterococcus*)

V 主要細菌の検査法

図V-3　ストレプトコッカス属とエンテロコッカス属の簡易同定法

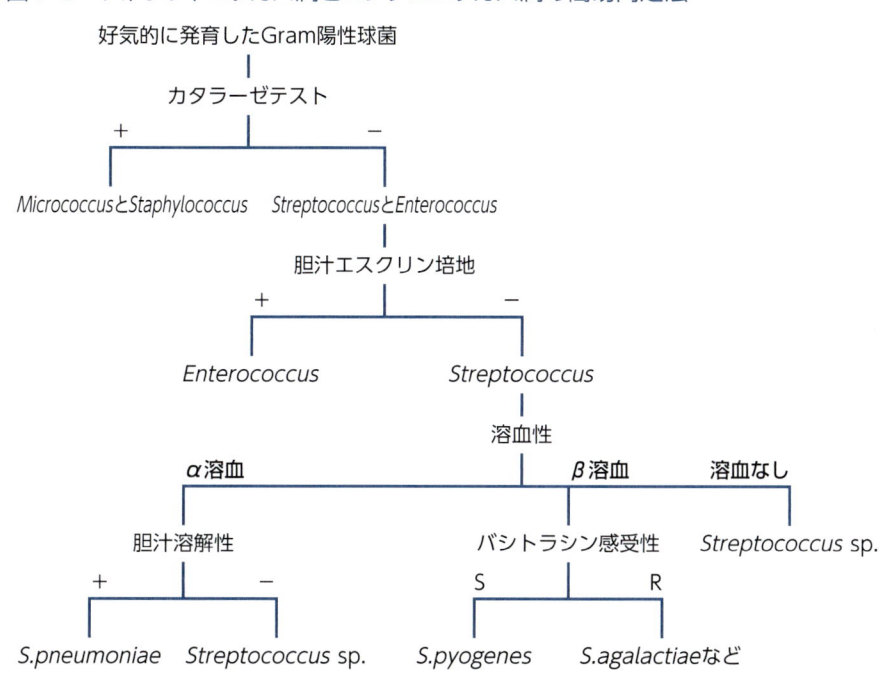

```
              好気的に発育したGram陽性球菌
                       │
                   カタラーゼテスト
                  ┌────┴────┐
                  +          −
                  │          │
        MicrococcusとStaphylococcus   StreptococcusとEnterococcus
                              │
                         胆汁エスクリン培地
                         ┌────┴────┐
                         +          −
                         │          │
                    Enterococcus  Streptococcus
                                      │
                                    溶血性
                       ┌──────────────┼──────────────┐
                     α溶血           β溶血         溶血なし
                       │              │              │
                    胆汁溶解性    バシトラシン感受性  Streptococcus sp.
                    ┌──┴──┐       ┌──┴──┐
                    +     −       S     R
                    │     │       │     │
              S.pneumoniae  Streptococcus sp.  S.pyogenes  S.agalactiaeなど
```

実習目標

①正しくGram染色ができる．

②*Enterococcus*の検査法を述べることができる．

③*Streptococcus*の検査法を述べることができる．

実習前の課題

表V-2（p.60）に示すような結果記入表をつくり，スケッチ以外の予想される性状を記入しておく．

被検菌

血液寒天培地で一夜炭酸ガス培養したものとブレインハートインフュージョン寒天培地（BHIA）斜面に一夜以上培養したもの（1セット／班）

①*Streptococcus pneumoniae*（ムコイド型または自己融解で中央の陥没する菌株）

②*Streptococcus* sp.（α溶血型）

③*Streptococcus pyogenes*
④*Streptococcus agalactiae*
⑤*Enterococcus faecalis*

その他，*Staphylococcus aureus*（βヘモリジン産生株）を血液寒天培地で一夜培養したものを用意．

実習

■ コロニー観察
①目標
- *Streptococcus*と*Enterococcus*と*Staphylococcus*のコロニーの違いがわかる．
- α溶血とβ溶血の違いがわかる．
- *Streptococcus pneumoniae*のコロニー（ムコイドコロニー，ファントムコロニー）の特徴がわかる．

②目的
- α溶血型の菌とβ溶血型の菌を鑑別．

③観察
- コロニーをスケッチする．

■ Gram染色（各自で行う）
①目標
- Gram染色の手技に慣れる．脱色操作が正確にできる．
- ブドウ球菌（*Staphylococcus aureus*）とレンサ球菌・腸球菌（*Streptococcus*・*Enterococcus*）との違いがわかる．

②目的
- Gram陽性球菌であることの確認．

③染色手技と観察
- ハッカーの変法（またはB&M法，フェイバーG法）
- 標本を観察し，菌の形態と配列がわかるようにスケッチをする．

■ カタラーゼテスト（BHIA斜面に培養した菌）（4人程度で1セット行う）
「スタフィロコッカス属の検査法」（p.51）を参照．

■ 胆汁エスクリン培地での発育とエスクリン水解テスト（各自被検菌⑤と①〜④のいずれか1つ）
①目標
- 胆汁エスクリン培地の原理を学ぶ．陽性の判定ができる．

②目的
- *Streptococcus*と*Enterococcus*の鑑別．

③手技と判定
- 胆汁エスクリン培地の斜面に菌を接種．
- 37℃で一夜培養後，斜面に菌が発育し暗褐色に変色すれば陽性（☞ **カラー口絵V-7**）．

④反応

*Streptococcus agalactiae*は胆汁耐性の株が多いので発育がみられるが，エスクリンを加水分解しないので培地の色は変化しない．

エスクリン配糖体であり，加水分解されるとエスクレチンを生じ，このエスクレチンが鉄イオンと反応して黒褐色に発色する（図V-4）．

図V-4 エスクリンの加水分解

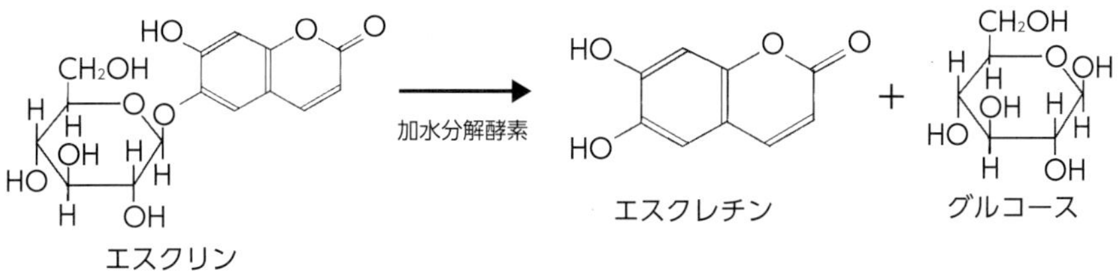

エスクリン　──加水分解酵素→　エスクレチン ＋ グルコース

■ 6.5％食塩耐性（各自被検菌⑤と①〜④のいずれか1つ）

①目標
・混濁による菌の発育が判定できる．

②目的
・*Streptococcus*と*Enterococcus*の鑑別．

③手技と判定
・6.5％食塩加ブレインハートインフュージョンブイヨン（BHIB）とBHIB（対照）に菌を接種．
・37℃で一夜培養後，6.5％食塩加BHIBに菌が発育して培地の混濁がみられたら6.5％食塩耐性．ただし，対照のBHIBに菌の発育がないときは，もう1日培養を継続して判定する．

■ 胆汁溶解性テスト（各自被検菌①と②のいずれか1つ）

①目標
・胆汁溶解性テストの意味が理解できる．

②目的
・*Streptococcus pneumoniae*と口腔内常在菌である他のα溶血型の*Streptococcus*との鑑別．

③手技と判定
・ハートインフュージョンブイヨンに菌を接種し37℃で一夜培養する．
・発育による混濁を確認し，培養菌液を1mlずつ2本の試験管にとり，1本には10％デオキシコール酸ナトリウム水溶液を，他の1本には対照として生理食塩液をそれぞれ2〜3滴加える．
・5〜10分後，培養菌液の変化を観察し，試薬を滴下した試験管が透明になったら陽性とする（図V-5）．

図V-5 胆汁溶解テスト

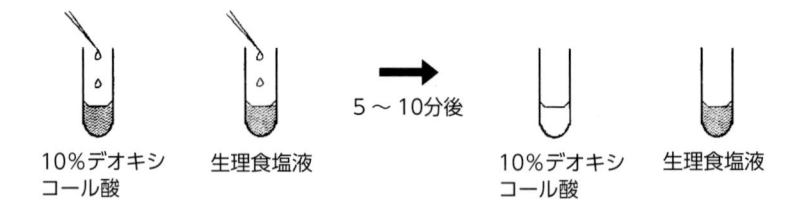

10%デオキシ　　生理食塩液　　　　　10%デオキシ　　生理食塩液
コール酸　　　　　　　　　　　　　　コール酸

5〜10分後

④反応

*Streptococcus pneumoniae*は自己融解酵素（autolysin）を産生し自己融解性を示す．この自己融解性は胆汁酸により促進するので，胆汁酸を滴下した試験管の菌は溶解して透明になる．

■ オプトヒン感受性テスト（各自被検菌①と②）とバシトラシン感受性テスト（各自被検菌③と④）

①目標
・ディスク感受性試験による菌の同定検査法を経験する．
・溶血性の菌の阻止帯を判定できる．

②目的
・*Streptococcus pneumoniae*と口腔内常在菌である他のα溶血型の*Streptococcus*（口腔レンサ球菌）との鑑別．
・*Streptococcus pyogenes*と他のβ溶血型の*Streptococcus*との鑑別．

③手技と判定
・ヒツジ血液寒天培地を4分割して，各分画に被検菌を塗抹し，被検菌①と②はその中央にオプトヒンディスクを置き，被検菌③と④はその中央にバシトラシンディスクを置く（図V-6）．

図V-6　オプトヒンテスト，バシトラシンテスト

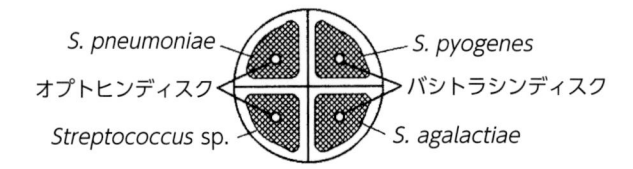

S. pneumoniae ─── *S. pyogenes*
オプトヒンディスク ◀─── ───▶ バシトラシンディスク
Streptococcus sp. ─── *S. agalactiae*

・37℃で一夜培養後，阻止帯の直径を測定し感受性の有無を判定する（☞カラー口絵V-8）．溶血帯ではなく菌の発育阻止帯を測定するように注意する（☞カラー口絵V-9）．

■ CAMPテスト（各自被検菌③と④のいずれか1つ）

①目標
・CAMPテストの検査法を覚える．

②目的
・*Streptococcus agalactiae*と他のβ溶血型の*Streptococcus*属との鑑別．

③手技と判定
・ヒツジ血液寒天培地上に，βヘモリジン産生の*S.aureus*を直線塗抹する．*S.aureus*に対し直角に，*S.aureus*に触れないように被検菌を3

～4cmの長さに塗抹する（図V-7）．
・37℃，一夜炭酸ガス培養を行う．陽性の場合は2種の菌の接点でやじり状の強い溶血帯が観察される（☞カラー口絵V-10）．

図V-7　CAMPテスト

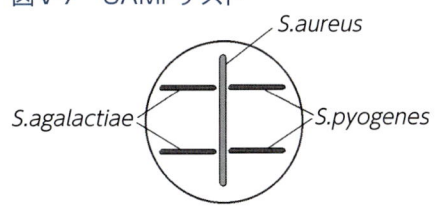

```
              S.aureus
S.agalactiae        S.pyogenes
```

④反応
*Streptococcus agalactiae*が産生するCAMP因子（23.5kDaの蛋白質）が*S.aureus*の産生するβヘモリジンを活性化し，やじり状の溶血帯ができる．

■ ランスフィールドの分類（各自被検菌③と④のいずれか1つ）
　　　——ラテックス凝集反応

①目標
・ランスフィールドの分類について理解する．
②目的
・β溶血型の*Streptococcus*の鑑別．
③手技と判定
スライドに抗血清を1滴滴下し，培養した菌を白金線で混合し凝集すれば陽性．滅菌水と菌を混合したものを陰性対照とする．
④反応
ランスフィールドの分類は細胞壁C多糖体を抗原としての免疫血清学的分類である．C多糖体に対する抗体はIgG抗体であるため，単に菌と抗血清を混合しただけでは凝集反応は起きない．そのため，菌からC多糖体を抽出して沈降反応で調べるか，抗体をラテックスに感作して凝集反応で調べる．また，抗体をブトウ球菌に感作して共同凝集反応で調べる．

結果の評価 判定結果を表に記入し，結果が予測と異なるときは，他の人の結果を参考に理由を班単位で検討する．

表V-2 結果の記入表

性状	S.pneumoniae	Streptococcus sp.	S.pyogenes	S.agalactiae	E.faecalis
1. コロニー観察（スケッチも）					
2. Gram染色（スケッチも）					
3. カタラーゼテスト					
4. 胆汁エスクリン培地					
5. 6.5%食塩耐性					
6. 胆汁溶解性テスト					
7. オプトヒン感受性 バシトラシン感受性					
8. CAMPテスト					

（石田洋一）

V 主要細菌の検査法

3 ナイセリア属 (*Neisseria*)

図V-8 Gram陰性球菌の簡易同定法

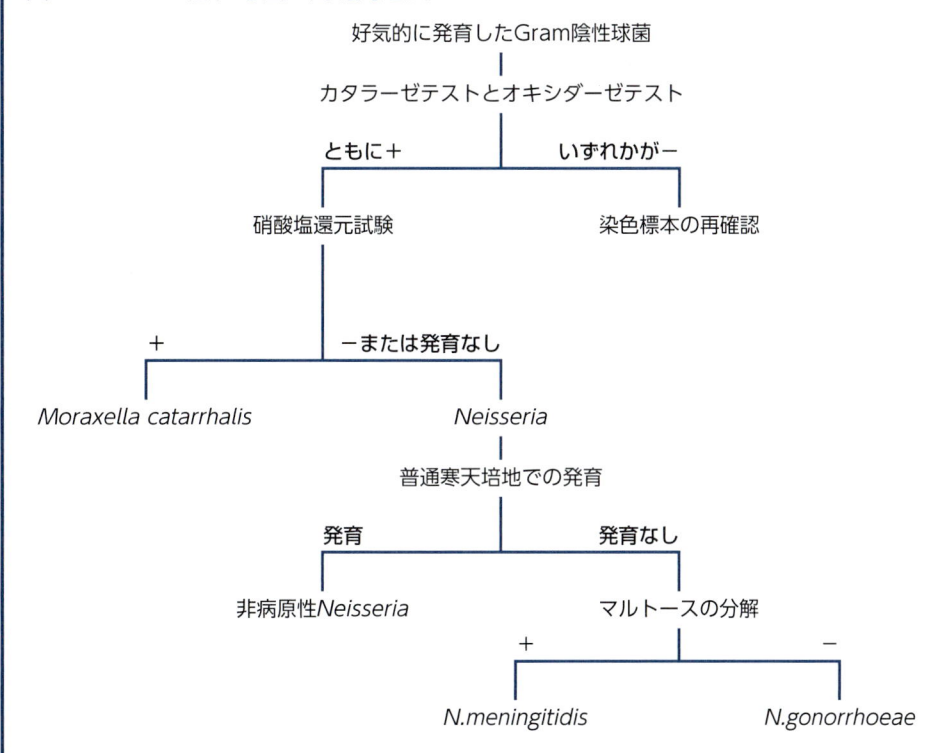

```
                    好気的に発育したGram陰性球菌
                              │
                    カタラーゼテストとオキシダーゼテスト
                    ┌─────────┴─────────┐
                  ともに＋              いずれかが－
                    │                      │
                硝酸塩還元試験          染色標本の再確認
          ┌─────────┴─────────┐
          ＋                －または発育なし
          │                      │
  Moraxella catarrhalis       Neisseria
                                  │
                          普通寒天培地での発育
                        ┌─────────┴─────────┐
                       発育                発育なし
                        │                      │
                 非病原性Neisseria        マルトースの分解
                                        ┌──────┴──────┐
                                        ＋            －
                                        │            │
                                  N.meningitidis   N.gonorrhoeae
```

実習目標

①Gram陰性球菌の検査法を述べることができる．

②*Neisseria gonorrhoeae*と*Neisseria meningitidis*の性状を覚える．

実習前の課題

表V-3（p.64）に示すような結果記入表をつくり，スケッチ以外の予想される性状を記入しておく．

被検菌

チョコレート培地で一夜炭酸ガス培養したもの（1～2セット／班）

①*Neisseria gonorrhoeae*
②*Neisseria* sp.
③*Moraxella catarrhalis*

実習

■ コロニー観察

①目標
- *Neisseria gonorrhoeae*のコロニーの特徴を学ぶ.

②観察
- コロニーをスケッチする．24時間では微小なコロニーであることを記録し，さらに48時間後まで炭酸ガス培養する．

■ Gram染色（各自で行う）

①目標
- Gram染色の手技に慣れる．脱色操作が正確にできる．

②目的
- Gram陰性球菌であることの確認．

③染色手技と観察
- ハッカーの変法（またはB&M法，フェイバーG法）
- 標本を観察し，菌の形態と配列がわかるようにスケッチをする．

■ オキシダーゼテスト（班で1～2セット行う）

①目標
- オキシダーゼテストの方法を覚える．

②目的
- Gram陰性双球菌であることの確認．

③手技と判定

試験紙を精製水でしめらせ，*N. gonorrhoeae*が疑われる集落をガラス棒でとり，試験紙に塗りつける．陽性ならばただちに紫色を呈する．*N. gonorrhoeae*は他のナイセリアに比べ反応が強い（☞**カラー口絵V-11**）．

■ 硝酸塩還元試験（各自で行う）

①目標
- 硝酸塩還元試験の方法を覚える．

②目的
- *Neisseria*と*Moraxella*の鑑別．

③手技と判定
- 硝酸塩還元試験培地に菌を接種．
- 37℃，一夜培養後，試薬ⅠとⅡを滴下し，赤変すれば陽性（☞**カラー口絵V-12**）．
- 病原性*Neisseria*は発育しないので試験できない．

■ DNaseテスト（各自で行う）

①目的
- *Neisseria*と*Moraxella*の鑑別．

②手技と判定
- 「スタフィロコッカス属の検査法」（p.53）を参照．
- 病原性*Neisseria*は発育しない（☞**カラー口絵V-13**）．

■ 普通寒天培地での発育試験（各自で行う）

①目的
- 病原性Neisseriaと非病原性Neisseria，Moraxellaの鑑別．

②手技と判定
- 普通寒天培地を3等分し，各分画に被検菌を画線培養する（図V-9）．
- 37℃，一夜炭酸ガス培養後，発育性を判定する（☞**カラー口絵V-14**）．
- 対照として，同様にチョコレート寒天培地に接種すれば確実である．

図V-9 普通寒天培地での発育

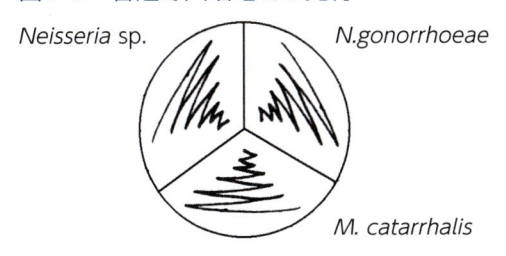

■ 糖分解試験（班で1セット）

①目標
- 発育性の悪い菌の糖分解試験の方法を覚える．

②目的
- Neisseria gonorrhoeaeとNeisseria meningitidisとの鑑別．

③手技と判定
- CTA培地にグルコースとマルトース各1％を添加したものを用意し，平板から白金耳で被検菌を採取して，培地の上部5mm程度の部分とよく混ぜる．
- 37℃，一夜培養後培地の上部が黄変していれば陽性（☞**カラー口絵V-15，-16**）．（病原性Neisseriaは発育が悪いので，はじめに菌を多く接種する．）

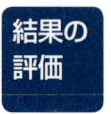

結果の評価 判定結果を表に記入し，結果が予測と異なるときは，他の人の結果を参考に理由を班単位で検討する．

表V-3 結果の記入表

性状	*M. catarrhalis*	*N. gonorrhoeae*	*Neisseria sp.*
1. コロニー観察（スケッチも）			
2. Gram染色（スケッチも）			
3. オキシダーゼテスト			
4. 硝酸塩還元試験			
5. DNaseテスト			
6. 普通培地での発育			
7. 糖分解試験　グルコース　マルトース			

（石田洋一）

4 腸内細菌の主要菌種

V 主要細菌の検査法

　腸内細菌科とは分類学的な名称であり，主として腸内に生息する細菌ではあるが，腸内の細菌全体を指すものではなく，腸内細菌叢の一部にすぎない．現実には腸内細菌叢の大部分は偏性嫌気性である．腸内細菌科の共通性状は無芽胞 Gram 陰性桿菌であり，硝酸塩を還元し，ブドウ糖を分解して酸とガス，または酸を産生する．また，多くは周毛性鞭毛をもつが，*Shigella* や *Klebsiella* は鞭毛をもたないことや，*Klebsiella* や *Salmonella* Typhi を除く多くの菌は莢膜をもたないなど，菌種によって特徴があるので把握しておくことが同定などに役立つ．

実習目標

■ 腸内細菌の定義を理解する
①通性嫌気性菌の Gram 陰性桿菌で，無芽胞菌である．
②普通寒天培地によく発育する．
③ブドウ糖を 24 時間以内に発酵的に分解して酸を産生する．
④運動性を示す菌種は周毛性鞭毛を有する．
⑤硝酸塩を還元して亜硝酸塩にする．
⑥オキシダーゼ試験が陰性である（ただし，*Plesiomonas* は例外）．

■ 腸管感染症の起因微生物を理解する
糞便の微生物検査は，腸管内常在菌と腸管感染症起因微生物との区別が大切である．腸管感染症起因微生物を把握し，それらの生化学的性状を理解する．腸内細菌科の主な菌属・菌種を**表V-4**にまとめた．

■ 分離培地の観察，菌種の推定，確認培地による同定検査ができる
分離培地の観察から確認培地による同定検査を連続して行う（**図V-10，-11**）．たとえば *Shigella* や *Salmonella* は，選択培地と非選択培地の両者へ接種し，集落の特徴を比較しながら観察する．分離培地の観察は，*Shigella* や *Salmonella* などの乳糖非分解菌が検索対象であることが多いことから，まず，乳糖非分解菌の集落を見分けることが重要である．また，各分離培地の機構を理解しておくことが大切である．
次いで，確認培地へ菌の接種方法を実習し，各性状の判定と菌種同定に至るまでの手順を修得する．確認培地は TSI 培地，SIM 培地，VP 半流動培地，シモンズのクエン酸塩培地，メラー培地などを使用するが，ここでは確認培地の機

表V-4 腸内細菌科の主な菌属・菌種

Family (科)	Tribe (族)	Genus (属)	Species (種)
Enterobactetriaceae	Escherichieae	Escherichia	E. coli
		Shigella	S. dysenteriae
			S. flexneri
			S. boydii
			S. sonnei
	Edwardsielleae	Edwardsiella	E. tarda
	Salmonelleae	Salmonella	S. enterica
	Citrobacteriae	Citrobacter	C. freundii
			C. koseri
	Klebsielleae	Klebsiella	K. pneumoniae
			K. oxytoca
		Enterobacter	E. aerogenes
			E. cloacae
		Serratia	S. marcescens
			S. liquefaciens
		Hafnia	H. alvei
		Pantoea	P. agglomerans
		Erwinia	E. amylovora
	Proteeae	Proteus	P. vulgaris
			P. mirabilis
		Providencia	P. rettgeri
			P. stuartii
		Morganella	M. Morganii
	Yersinieae	Yersinia	Y. pestis
		(ほか29属)	Y. enterocolitica

ヒトや動物（主に脊椎動物）の腸管内

構を併せて理解する．培地の機構や原理を理解することが，性状の正しい判定に役立つ．たとえばTSI培地では，斜面部分の判定において，斜面全体（高層部との境界まで）が赤色の場合に乳糖および白糖分解陰性と判定する．

常在菌も同様に，各分離培地における集落性状を修得した後，確認培地による同定方法を実習する．特に *Klebsiella*, *Enterobacter*, *Serratia* などのVP反応陽性菌は，性状が類似しているため注意が必要である．また，BTB乳糖加寒天培地には，腸内細菌科以外に *Enterococcus* や *Staphylococcus*, *Bacillus*, *Candida* も発育することを理解する．

■ スライド凝集反応，毒素検査

Shigella, *Salmonella* および病原大腸菌の抗血清によるスライド凝集反応では，スライドガラスへの枠の書き方，抗血清の量，抗血清と菌を混合する際の適正な濃さ，生理食塩液による自然凝集の有無，凝集の確認を実習する．

実習前の課題

①腸管感染症起因菌を列挙できる．
②腸管感染症起因菌流行地や，近年におけるわが国の発生状況（動向）をインターネットなどで調査し，把握できる．

V 主要細菌の検査法

図V-10 腸内細菌科の同定法

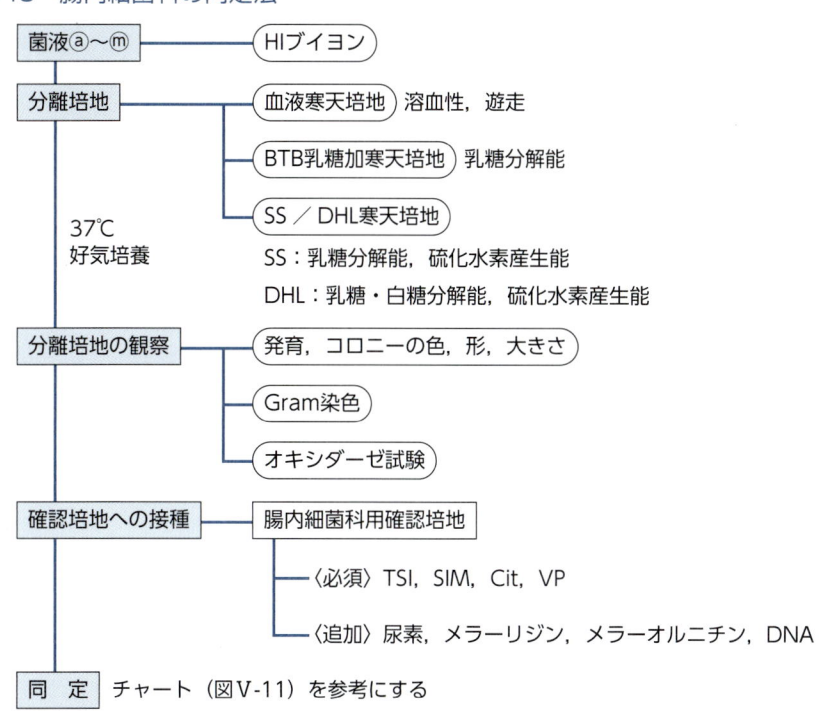

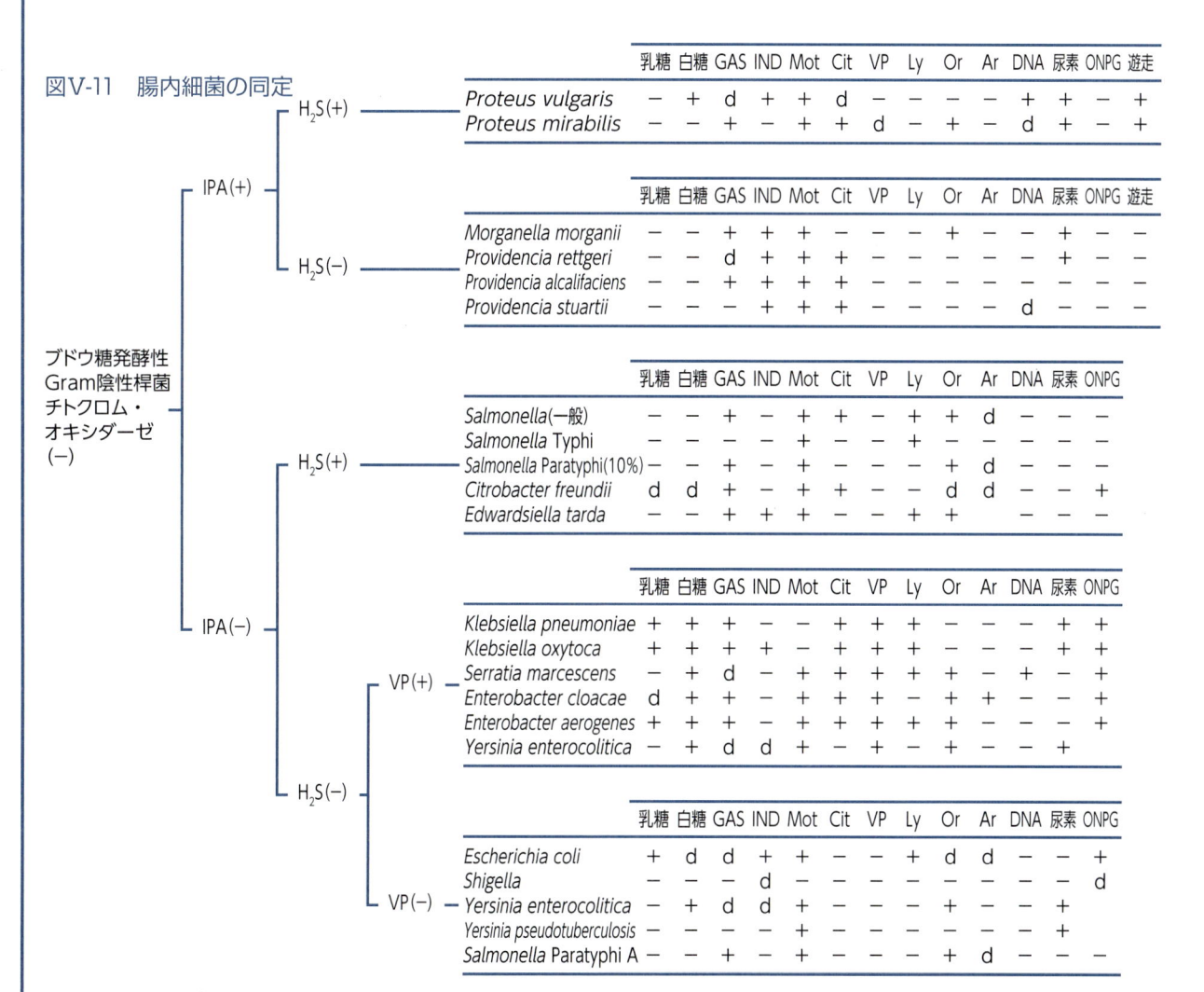

```
菌液ⓐ～ⓜ ─── HIブイヨン
   │
分離培地 ─── 血液寒天培地  溶血性，遊走
   │     ─── BTB乳糖加寒天培地  乳糖分解能
   │     ─── SS／DHL寒天培地
   │          SS：乳糖分解能，硫化水素産生能
   │          DHL：乳糖・白糖分解能，硫化水素産生能
37℃好気培養
   │
分離培地の観察 ─── 発育，コロニーの色，形，大きさ
   │         ─── Gram染色
   │         ─── オキシダーゼ試験
   │
確認培地への接種 ─── 腸内細菌科用確認培地
                   ├─〈必須〉TSI, SIM, Cit, VP
                   └─〈追加〉尿素, メラーリジン, メラーオルニチン, DNA
   │
同 定  チャート（図V-11）を参考にする
```

図V-11 腸内細菌の同定

ブドウ糖発酵性 Gram陰性桿菌 チトクロム・オキシダーゼ(−)

IPA(+) H₂S(+)

	乳糖	白糖	GAS	IND	Mot	Cit	VP	Ly	Or	Ar	DNA	尿素	ONPG	遊走
Proteus vulgaris	−	+	d	+	+	d	−	−	−	−	+	+	−	+
Proteus mirabilis	−	−	+	−	+	+	d	−	+	−	d	+	−	+

IPA(+) H₂S(−)

	乳糖	白糖	GAS	IND	Mot	Cit	VP	Ly	Or	Ar	DNA	尿素	ONPG	遊走
Morganella morganii	−	−	+	+	+	−	−	−	+	−	−	+	−	−
Providencia rettgeri	−	−	d	+	+	+	−	−	−	−	−	+	−	−
Providencia alcalifaciens	−	−	+	+	+	+	−	−	−	−	−	−	−	−
Providencia stuartii	−	−	−	+	+	+	−	−	−	−	d	−	−	−

IPA(−) H₂S(+)

	乳糖	白糖	GAS	IND	Mot	Cit	VP	Ly	Or	Ar	DNA	尿素	ONPG
Salmonella（一般）	−	−	+	−	+	+	−	+	+	d	−	−	−
Salmonella Typhi	−	−	−	−	+	−	−	+	−	−	−	−	−
Salmonella Paratyphi(10%)	−	−	+	−	+	−	−	−	+	d	−	−	−
Citrobacter freundii	d	d	+	−	+	+	−	−	d	d	−	−	+
Edwardsiella tarda	−	−	+	+	+	−	−	+	+	−	−	−	−

IPA(−) H₂S(−) VP(+)

	乳糖	白糖	GAS	IND	Mot	Cit	VP	Ly	Or	Ar	DNA	尿素	ONPG
Klebsiella pneumoniae	+	+	+	−	−	+	+	+	−	−	−	+	+
Klebsiella oxytoca	+	+	+	+	−	+	+	+	−	−	−	+	+
Serratia marcescens	−	+	d	−	+	+	+	+	+	−	+	−	+
Enterobacter cloacae	d	+	+	−	+	+	+	−	+	+	−	−	+
Enterobacter aerogenes	+	+	+	−	+	+	+	+	+	−	−	−	+
Yersinia enterocolitica	−	+	d	d	+	−	+	−	+	−	−	+	

IPA(−) H₂S(−) VP(−)

	乳糖	白糖	GAS	IND	Mot	Cit	VP	Ly	Or	Ar	DNA	尿素	ONPG
Escherichia coli	+	d	d	+	+	−	−	+	d	d	−	−	+
Shigella	−	−	−	d	−	−	−	−	−	−	−	−	d
Yersinia enterocolitica	−	+	d	d	+	−	−	−	+	−	−	+	
Yersinia pseudotuberculosis	−	−	−	−	+	−	−	−	−	−	−	+	
Salmonella Paratyphi A	−	−	+	−	+	−	−	−	+	d	−	−	−

IPA：インドールピルビン酸，H₂S：硫化水素，GAS：ブドウ糖からのガス，IND：インドールテスト，Mot：運動性，Cit：クエン酸利用能，VP：VPテスト，Ly：リジン脱炭酸，Or：オルニチン脱炭酸，Ar：アルギニン加水分解，DNA：DNase産生，ONPG：β-ガラクトシダーゼテスト，d：菌株により異なる

（小栗豊子：新臨床検査技師講座11 微生物学・臨床微生物学（第2版）．377，医学書院，1987を一部改変）

③各種培地の組成や機構，原理を理解し性状を理解できる．
④ブドウ糖発酵性とオキシダーゼ試験結果の組み合わせにより，腸内細菌科，ビブリオ科，ブドウ糖非発酵菌群を区別できる．

> 被検菌

ⓐ *Proteus vulgaris*
ⓑ *Proteus mirabilis*
ⓒ *Salmonella enterica* subsp. *enterica* serovar Enteritidis
ⓓ *Salmonella enterica* subsp. *enterica* serovar Typhi[*注意]
ⓔ *Salmonella enterica* subsp. *enterica* serovar Paratyphi A[*注意]
ⓕ *Citrobacter freundii*
ⓖ *Klebsiella pneumoniae*
ⓗ *Klebsiella oxytoca*
ⓘ *Serratia marcescens*
ⓙ *Enterobacter cloacae*
ⓚ *Escherichia coli*
ⓛ *Shigella sonnei*
ⓜ *Yersinia enterocolitica*

血液寒天培地で一夜好気培養しておく．
その後，ハートインフュージョン（HI）ブイヨンで好気培養する．

*各菌液の試験管に番号を記し，未同定菌として学生へ配布する（各1本/班）

*注意：*S.* Typhi, *S.* Paratyphi Aはバイオセーフティレベル3に分類されるので，エアロゾルの発生がないように注意し，原則として安全キャビネットを使用する．

検査手順　図V-10を参考に，同定をすすめる．

＜実習1日目：分離培養＞
①分離培地への接種
ⓐ～ⓜの菌液を，血液寒天培地，BTB乳糖加寒天培地，DHLもしくはSS寒天培地（滅菌不可）に接種する．

＜実習2日目：分離培地の観察・Gram染色，確認培地への接種＞
①分離培地所見の確認
・発育（コロニー）の有無を確認する．
・BTB乳糖加寒天培地，DHLもしくはSS寒天培地のコロニーの色，形，大きさなどの確認を行い，スケッチする．
・血液寒天培地で溶血性，遊走を確認してスケッチする．

②Gram染色
Gram染色性と形態を確認する．
・ⓐ～ⓜの1つのコロニーから釣菌し，Gram染色を行う．
・すべての被検菌がGram陰性桿菌であることを確認する．

*それぞれの培地の特徴をとらえる．なぜ，コロニーや培地の色が変化したのか，説明できるようにする．

・形態（大きさ，長さ，太さ）を大腸菌と比較・確認する．

③オキシダーゼ試験

オキシダーゼ（酸化酵素）には，①水素を除去する脱水素酵素と，②鉄などを補欠分子族とし水素を分子状酸素で酸化して水にする酵素がある．細菌検査で用いられるオキシダーゼは②のチトクロームオキシダーゼで，鉄を含み呼吸による代謝系の最終受容体として機能する．検査法は次の2法がある．

A．コバック法

1%テトラメチルパラフェニレンジアミン水溶液を濾紙に滴下し，この部分に，新鮮培養菌の菌苔を爪楊枝，ガラス棒，プラスチック白金耳などの先にとり，塗りつける．インドフェノール青が生じ，青紫色に着色したら陽性，無色は陰性と判定する．

B．Ewing-Johnson法

1%ジメチルパラフェニレンジアミン水溶液，1%α-ナフトールアルコール溶液を混合した試薬をコロニーに滴下する．インドフェノール青が生じ，紫色〜黒色に着色すれば陽性である．

*結果を観察し，記録する．なお，すべての菌株が陰性である．

④確認培地への接種

・ⓐ〜ⓜの1つのコロニーから釣菌し，HIブイヨンで菌液を作製する．
・作製した菌液から普通寒天培地またはBTB乳糖加寒天培地へ純培養を行う．
・作製した菌液から確認培地へ接種する．

　＜必須＞
　　TSI培地，SIM培地，シモンズのクエン酸塩培地（合成培地），VP半流動培地
　＜追加＞
　　尿素培地，メラーリジン培地，メラーオルニチン培地，DNA培地

*確認培地のキャップは十分ゆるめて，37℃，18〜24時間好気培養する．

＜実習3日目：確認培地から生化学的性状などを読み取り，同定＞

①確認培地の性状観察，判定

A．TSI培地

目的
・ブドウ糖（発酵），乳糖，白糖の分解性
・ブドウ糖からのガス産生性
・硫化水素産生性

接種方法（p.14「Ⅱ　微生物の取り扱いに必要な心構えと基本操作」図Ⅱ-8を参照）
・白金線を用いて高層部へ穿刺する
・次に，斜面部へ塗り広げる．

判定（図Ⅴ-12，カラー口絵Ⅴ-17）
・高層部の黄変：ブドウ糖発酵

図V-12 TSI培地の糖分解，ガス産生性，硫化水素産生性 (カラー口絵V-17)

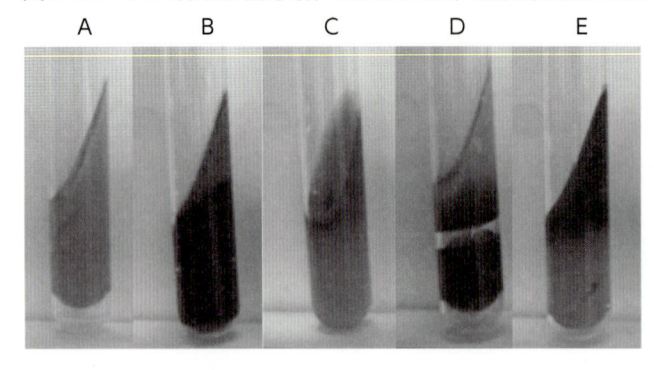

A: *Escherichia coli*,
B: *Salmonella* Enteritidis,
C: *Salmonella* Typhi,
D: *Citrobacter freundii*,
E: *Morganella morganii*
硫化水素産生のため高層部の糖分解は観察できないが，腸内細菌の場合はブドウ糖分解と判定する

観察ポイント

	斜面部 乳糖・白糖分解	高層部 ブドウ糖発酵	硫化水素 黒色	ガス 気泡・亀裂
A	黄 (+)	+	-	+
B	赤 (+)	+	+	+
C	赤 (-)	+	少量	-
D	黄 (+)	+	+	+
E	褐色 (-)	+	d	+

d：菌株による

- 高層部の黒変：硫化水素の産生
- 高層部の気泡，亀裂：ブドウ糖発酵によるガス発生
- 斜面部の黄変：乳糖と白糖両方，またはいずれかの分解

TSI培地の糖分解機構（斜面部）

- ブドウ糖発酵し，乳糖あるいは白糖，その両方を発酵する場合：それぞれの糖の濃度が1%と高いため，一夜培養（18時間）した後でも消費されつくされない．そのため，斜面全体が酸性（黄色）になる．
- ブドウ糖発酵し，乳糖と白糖のいずれも発酵しない場合：培養の早い時期（培養12時間以前）では，0.1%ブドウ糖を分解して培地全体が酸性（黄色）になる．さらに培養を継続して培養18時間程度になると，斜面部に含まれる0.1%ブドウ糖はすべて消費されつくし，菌の発育に窒素を含むペプトン（アミノ酸）が利用されるようになる．すると，アミノ酸が酸化的脱アミノ反応により分解されアンモニアを産生し，培地の斜面部をアルカリ（赤色）にする．しかし高層部では酸化的脱アミノ反応が起こらず，ブドウ糖発酵による酸性化が維持され，黄色になる．

判定する際の注意点

- 硫化水素産生性の判定は，TSI培地で行う．
- 斜面部先端が赤変した場合，糖分解が早く糖消費されつくしたため，ペプトン分解が始まることによりアルカリが優勢になったので，乳糖・白糖分解と判定する．
- 硫化水素産生により高層部の色調の変化が確認できない場合があるが，腸内細菌はブドウ糖発酵陽性とする．

図V-13 SIM培地のIPA反応，インドール産生性，運動性（カラー口絵V-18）

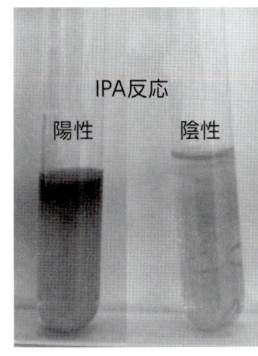

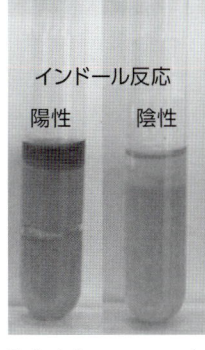

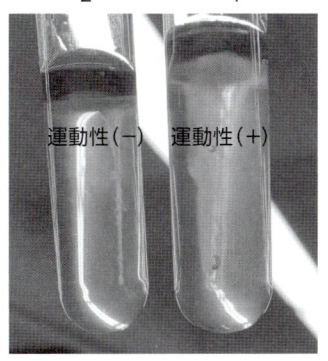

A：*Morganella morganii*，B：*Klebsiella pneumoniae*，C：*Escherichia coli*，D：*Serratia marcescens*，E：*Yersinia enterocolitica* 35℃培養，F：*Yersinia enterocolitica* 25℃培養

結果の判定

IPA反応：インドール試薬滴下前	
A	褐色（+）
B	変化なし（−）
インドール反応：インドール試薬滴下後	
C	赤色（+）
D	変化なし（−）
運動性	
E	穿刺部のみ発育（運動性：−）
F	全体に発育（運動性：+）

**Yersinia enterocolitica*は培養温度によって運動性が異なる

B. SIM培地

目的

- IPA反応（インドールピルビン酸）
- 運動性
- インドール産生性

接種方法（p.14「Ⅱ　微生物の取り扱いに必要な心構えと基本操作」図Ⅱ-8を参照）

- 白金線を用いて穿刺する

*試験管壁や底に接しないように注意

判定（図V-13，カラー口絵V-18）

- 高層上部褐色：IPA陽性反応
- 高層部白濁：運動性あり
- 高層部黒変：硫化水素産生
- インドール試薬添加後赤変：インドール産生

*腸内細菌では判定しない

コバックのインドール反応

- 菌接種後35～37℃，18～24時間培養
- IPA反応，硫化水素の産生性，運動性を判定後，試験管培地にインドール試薬0.5mlを静かに重層する．

　　＜インドール試薬（コバック試薬）＞
　　　パラジメチルアミノベンツアルデヒド　　5g

図V-14　シモンズのクエン酸塩培地のクエン酸利用能（カラー口絵V-19）

観察ポイント

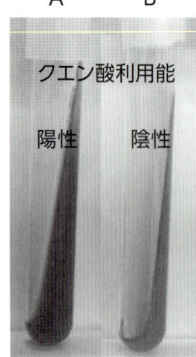

	培地	判定
A	深青色	陽性
B	無変化	陰性

A：*Citrobacter freundii*,
B：*Escherichia coli*

濃塩酸	25ml
（イソ）アミルアルコール	75ml

判定する際の注意点
- 菌接種時，白金線が試験管の内壁や管底に接しないようにする．接してしまうと菌がガラス面を伝わり発育するので，運動性の判定観察が困難になる．
- IPA反応，硫化水素の産生性，運動性の判定は，インドール試薬を添加する前に行うこと．
- 硫化水素産生の感度が高いので，腸内細菌では判定しない．硫化水素産生性はTSI培地で確認・判定すること．

*合成培地：化学物質のみの成分からなる培地
自然培地：自然由来の成分（肉エキス，ペプトン等）を含む培地

C．シモンズのクエン酸塩培地（合成培地）

目的
- クエン酸塩利用能．クエン酸ナトリウムを唯一の炭素源として利用できるか（菌体内に取り込めるか）を確認．

接種方法（p.14「Ⅱ　微生物の取り扱いに必要な心構えと基本操作」図Ⅱ-8を参照）
- 白金線を用い，斜面に沿って直線上に画線
- 斜面下部から上へ塗り広げる

判定（図V-14，カラー口絵V-19）
- 明らかな発育を認め，培地が深青色：陽性
- 緑色（変化なし）：陰性

判定する際の注意点
- 判定は培地の色変化だけでなく，菌の発育の有無を確認する．菌の発育を認めれば陽性とする．

図V-15　VP反応（カラー口絵V-20）

	培地	判定
A	深紅色	陽性
B	無変化	陰性

観察ポイント

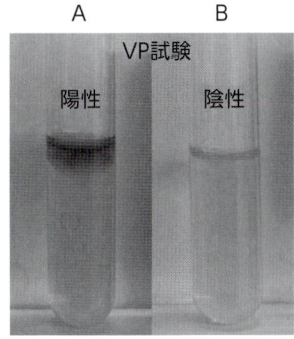

試薬滴下後数分〜15分後判定

A：*Serratia marcescens*,
B：*Shigella sonnei*

D．VP（Voges-Proskauer）半流動培地

目的

・VP試験：ブドウ糖の発酵によりアセチルメチルカルビノール（アセトイン）を生成するか否かの確認

接種方法（SIM培地と同様）

判定（図V-15，カラー口絵V-20）

・菌接種後35〜37℃，18〜24時間培養

・A液0.2ml（約3滴），B液0.1ml（約2滴）滴下

・滴下後15分くらいまでに添加試薬層が赤色〜深紅色：陽性

　　　　　　　　　　　　　　　　　　無変化：陰性

＜VP試薬＞

　A液：6％α-ナフトール・アルコール溶液

　B液：クレアチン加40％水酸化カリウム水溶液

判定する際の注意点

・VP試験陽性菌の大多数は試薬を滴下したのち，数分から15分くらいで明瞭な呈色を示すが，最終判定は1時間室温に放置したのち行う．

E．尿素培地

目的

・尿素分解の確認

接種方法と判定

・分離培地上の集落または新鮮培養菌を用い，その微量を白金線で接種する．

・37℃，18〜24時間培養する．

・培地が深紅色になったものを陽性とする．変化のないものを陰性とする．

＊pH指示薬としてフェノールレッド（PR）が加えられているため，培地色は黄色である．

＊乳糖非分解腸内細菌から*Proteus*, *Morganella*および*P.rettgeri*の鑑別に有用．

F．メラーリジン培地，メラーオルニチン培地

目的

・それぞれ，リジン脱炭酸酵素，オルニチン脱炭酸酵素産生の有無を判定する．

接種方法と判定

・分離培地上の集落または新鮮培養菌を白金線で接種する．

- 培地のキャップをかたくしめる．もしくは，滅菌流動パラフィンを1cmの高さになるよう重層する．
- 37℃，18〜24時間培養する．
- 試験管培地の下部の色の変化を観察する．紫色を陽性，黄色を陰性とする．

G．DNA培地

目的
- 核酸分解酵素（DNase）産生性の確認

接種方法と判定
- 分離培地上の集落または新鮮培養菌を白金線で斜面に画線する．
- 培地のキャップを十分ゆるめて，37℃，18〜24時間培養する．
- 斜面が赤紫色を呈したものをDNase陽性，無変化のもの（深青色）は陰性とする．

*キャップがしまった状態で培養すると，培地の色素が還元され，培地全体，あるいは一部が脱色する．培養の時は必ずキャップをゆるめる（キャップをかぶせる程度でよい）．もし脱色していた場合は，キャップをゆるめ直してしばらく放置すると，徐々に戻る．

*菌を接種する際に，斜面全体に画線するよりも，斜面に沿って直線上に画線した方が，陰・陽性の色調が明瞭で判定がしやすくなる．

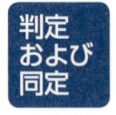

判定および同定　同定チャート（p.67，図V-11）を参考にして，同定を行う．表V-5に結果を記入する．

表V-5　結果の記入表（①〜④）

① Gram染色の観察結果

ⓐ	ⓑ	ⓒ	ⓓ	ⓔ	ⓕ	ⓖ

ⓗ	ⓘ	ⓙ	ⓚ	ⓛ	ⓜ

②分離培地の観察結果

血液寒天培地			
培養前	溶血性（＋）	溶血性（－）	遊走
○	○	○	○

BTB乳糖加寒天培地		
培養前	乳糖分解	
	（＋）	（－）
○	○	○

DHL寒天培地			
培養前	乳糖もしくは白糖分解		硫化水素産生
	（＋）	（－）	
○	○	○	○

SS寒天培地			
培養前	乳糖分解		硫化水素産生
	（＋）	（－）	
○	○	○	○

③確認培地の観察結果

TSI培地						
培養前	ブドウ糖非発酵	ブドウ糖発酵			
^	^	乳糖または白糖分解		ガス生産	硫化水素産生
^	^	(+)	(-)	(+)	(+)

SIM培地							
培養前	IPA産生	インドール産生		運動性		硫化水素産生
^	(+)	(+)	(-)	(+)	(-)	(+)

シモンズのクエン酸塩培地		
培養前	クエン酸塩利用	
^	(+)	(-)

VP半流動培地		
培養前	VP反応	
^	(+)	(-)

メラー培地		
培養前	リジン／オルニチン脱炭酸酵素産生	
^	(+)	(-)

④同定結果

菌液No.	Gram染色	オキシダーゼ試験	TSI寒天培地				SIM培地			VP半流動培地	シモンズのクエン酸塩培地	メラー培地	オルニチン培地	DNA培地	尿素培地
			高層部酸性ブドウ糖発酵	斜面部酸性乳糖and/or白糖分解	ガス産生	硫化水素産生	IPA反応	インドール産生	運動性	VP試験	クエン酸塩利用能	リジン脱炭酸試験	オルニチン脱炭酸試験	DNase産生	尿素分解
ⓐ															
ⓑ															
ⓒ															
ⓓ															
ⓔ															
ⓕ															
ⓖ															
ⓗ															
ⓘ															
ⓙ															
ⓚ															
ⓛ															
ⓜ															

（松村　充）

5 ビブリオ属 (*Vibrio*)

主要細菌の検査法 V

*Vibrio*属の細菌は水環境を生息域にする細菌で，多くの菌種は低度好塩菌（2〜3% NaCl）であるため，淡水中では溶菌死滅するが，*V.cholerae*のように淡水中に生息するものもある．

*Vibrio*属の生化学的性状の特徴として，オキシダーゼ（+），インドール（+），ブドウ糖を発酵するがガス非産生，硝酸塩還元（+），マンニット（+），マルトース（+）などの性質をもつ．主な病原性*Vibrio*属菌の性状を（**表V-6**）に示す．

表V-6 *Vibrio*属の鑑別性状

	TCBS寒天培地	オキシダーゼ試験	塩化ナトリウム加ペプトン水での発育 0%	3%	8%	10%	クリグラー寒天培地 斜面	高層	SIM培地 インドール	運動性	VP半流動培地 VP試験	メラー培地 リジン脱炭酸試験	シモンズのクエン酸塩培地 クエン酸塩利用能	DNA培地 DNase産生
V. cholerae	黄	+	+	+	−	−	黄	黄	+	+	d	+	+	−
V. mimicus	緑	+	+	+	−	−	黄	黄	+	+	−	+	+	−
V. parahaemolyticus	緑	+	−	+	+	−	赤	黄	+	+	−	+	+	−
V. fluvialis	黄	+	−	+	+	−	赤	黄	+	+	−	−	+	−
V. alginolyticus	黄	+	−	+	+	+	赤	黄	+	+	+	+	+	−
V. vulnificus	緑	+	−	+	−	−	黄	黄	+	+	−	+	+	−
A. hydrophila	−	+	+	−	−	−	赤	黄	d	+	+	+	+	+
P. shigelloides	−	+	+	−	−	−	赤	黄	+	+	−	−	−	−
E. coli	−	−	+	−	−	−	黄	黄	+	+	−	−	−	−

d：菌株による

> **実習目標**

① *Vibrio*属の菌種名を列挙できる．
② *Vibrio*の分離・同定を正確に行うことができる（**図V-16**）．

> **実習前の課題**

① *Vibrio*の病原性を説明できるようにまとめておく．
② *Vibrio*と腸内細菌の性状を比較し，相違点と共通点を説明できるようにまとめておく．
③現在の*Vibrio*流行地や，近年におけるわが国の発生状況（動向）を調査しておく．

図V-16　*Vibrio* 属の同定手順

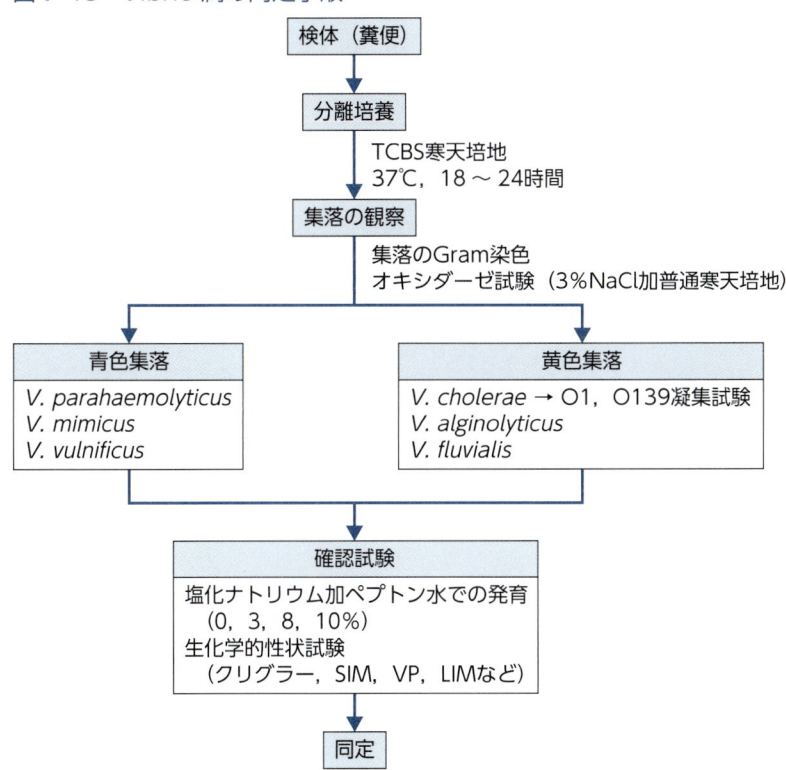

```
検体（糞便）
   ↓
分離培養
   │ TCBS寒天培地
   │ 37℃，18〜24時間
   ↓
集落の観察
   │ 集落のGram染色
   │ オキシダーゼ試験（3%NaCl加普通寒天培地）
   ↓
┌──────────────┬──────────────┐
│ 青色集落      │ 黄色集落      │
│ V. parahaemolyticus │ V. cholerae → O1，O139凝集試験 │
│ V. mimicus    │ V. alginolyticus │
│ V. vulnificus │ V. fluvialis  │
└──────────────┴──────────────┘
   ↓
確認試験
   塩化ナトリウム加ペプトン水での発育
   　（0，3，8，10%）
   生化学的性状試験
   　（クリグラー，SIM，VP，LIMなど）
   ↓
同定
```

被検菌

ⓐ *Vibrio cholerae*

ⓑ *Vibrio parahaemolyticus*

ⓒ *Vibrio vulnificus*

ⓓ *Aeromonas hydrophila*

ⓔ *Plesiomonas shigelloides*

ⓕ *Escherichia coli*

血液寒天培地で一夜好気培養しておく．

液体培地による増菌の場合，下記の増菌培地（ブイヨン）で好気培養しておく．

　ⓐ〜ⓒは，アルカリペプトン水が望ましい

　ⓓ〜ⓕは，ハートインフュージョン（HI）ブイヨン

＊各菌液の試験管に番号を記し，未同定菌として学生へ配布する（各1本/班）．

実習手順

＜実習1日目：分離培養＞

①分離培地への接種

ⓐ〜ⓕの菌液を，血液寒天培地，BTB 乳糖加寒天培地，TCBS 寒天培地へそれぞれ接種する．

＜実習2日目：分離培地の観察・Gram 染色，確認試験＞

①寒天培地所見の確認

・発育（コロニー）の有無を確認する（☞ **カラー口絵 V -21**）．

・コロニーの色，形，大きさなどの確認を行い，スケッチする．

＊それぞれの培地の特徴をとらえ，コロニーの発育の有無や色の変化をよく観察する．特に，TCBS寒天培地から読みとれる白糖分解の有無，BTB乳糖加寒天培地発育の有無をまとめる．

＊TCBS寒天培地の特性をまとめる．

・1%NaClでも *Vibrio* 属が発育できるのはなぜか？

・pHがアルカリ性なのはなぜか？

・白糖を2%も含有しているのはなぜか？

＊腸内細菌と*Vibrio*属の相違点をまとめる．

・血液寒天培地で溶血性の確認する．

② Gram 染色
Gram 染色性，形態の確認をする．
・標本すべての菌が Gram 陰性桿菌であることを確認する．
・大腸菌と比較して形態（大きさや長さ，太さ）を確認する．

③オキシダーゼ試験

※反応時間を厳守すること．

コバック法をもとにした市販のチトクロームオキシダーゼ試験（オキシダーゼ試験）用濾紙などを用いて実施する．
陽性（青色から濃紫色）：*Vibrio* 属，*Aeromonas* 属，*Plesiomonas* 属
　　　　　Vibrio cholerae, *Vibrio parahaemolyticus*, *Vibrio vulnificus*,
　　　　　Aeromonas hydrophila, *Plesiomonas shigelloides*

※*Plesiomonas shigelloides* は腸内細菌であるが，例外としてオキシダーゼ試験陽性．

陰性（変化なし）：腸内細菌（*Plesiomonas* 属を除く）
　　　　　Escherichia coli

④好塩性試験

※接種する菌量は，少量で十分である．接種した塩化ナトリウム加ペプトン水が最初から混濁してしまうと，培養前混濁なのか，培養後に増菌した混濁なのかを判定できなくなるので注意が必要である．

0, 3, 8, 10（％）塩化ナトリウム加ペプトン水に分離培養菌を接種し，培養する．

⑤確認培地への接種
クリグラー寒天培地，SIM 培地，VP 半流動培地，LIM 培地などに分離培養菌を接種する．

※*Vibrio* 属菌の鑑別に白糖分解能，塩化ナトリウム加ペプトン水での発育，リジン脱炭酸試験は重要な性状である．
※*Aeromonas hydrophila*, *Plesiomonas shigelloides* は，0％塩化ナトリウム加ペプトン水でのみ発育が認められる．
※クリグラー寒天培地の高層部が黄色を示した場合，ブドウ糖発酵（+）である．*Vibrio* 属菌は黄色を示す．
※*Vibrio* 科は，通性嫌気性菌，ブドウ糖発酵Gram陰性桿菌，オキシダーゼ試験陽性，運動性あり．

＜実習3日目：同定＞
表V-6を参考に同定する．
①ブドウ糖発酵能の確認
・クリグラー寒天培地の斜面部／高層部を観察し，スケッチする．
・ブドウ糖発酵性，ガス産生性を確認する．

②好塩性の確認
0, 3, 8, 10（％）塩化ナトリウム加ペプトン水に発育した菌による混濁を，それぞれ確認する．

③生化学的性状の確認
SIM 培地，VP 半流動培地などで，それぞれの生化学的性状，運動性などを確認する．

V 主要細菌の検査法

判定結果　表V-7に記入する.

表V-7

菌液No.	TCBS寒天培地(色)	オキシダーゼ試験	塩化ナトリウム加ペプトン水での発育				クリグラー寒天培地		SIM培地		VP半流動培地	メラー培地	シモンズのクエン酸塩培地	DNA培地
			0%	3%	8%	10%	斜面	高層	インドール	運動性	VP試験	リジン脱炭酸試験	クエン酸塩利用能	DNase産生
ⓐ														
ⓑ														
ⓒ														
ⓓ														
ⓔ														
ⓕ														

所見	ⓐ	ⓑ	ⓒ	ⓓ	ⓔ	ⓕ
Gram染色像						
TCBS寒天培地						

(松村　充)

6 | ヘモフィルス属 (*Haemophilus*)

V 主要細菌の検査法

実習目標

*Haemophilus*の分離・同定法を習得する．

実習目的

*Haemophilus*のうち日常検査で検出されることの多いオキシダーゼ陽性の*H.influenzae*, *H.parainfluenzae*, *H.parahaemolyticus*などの培養法，発育状況の観察，同定に必要な生化学的性状検査などの手技や判定方法を実習し，菌種同定までの流れを理解する（図V-17）．

図V-17 *Haemophilus*の同定手順

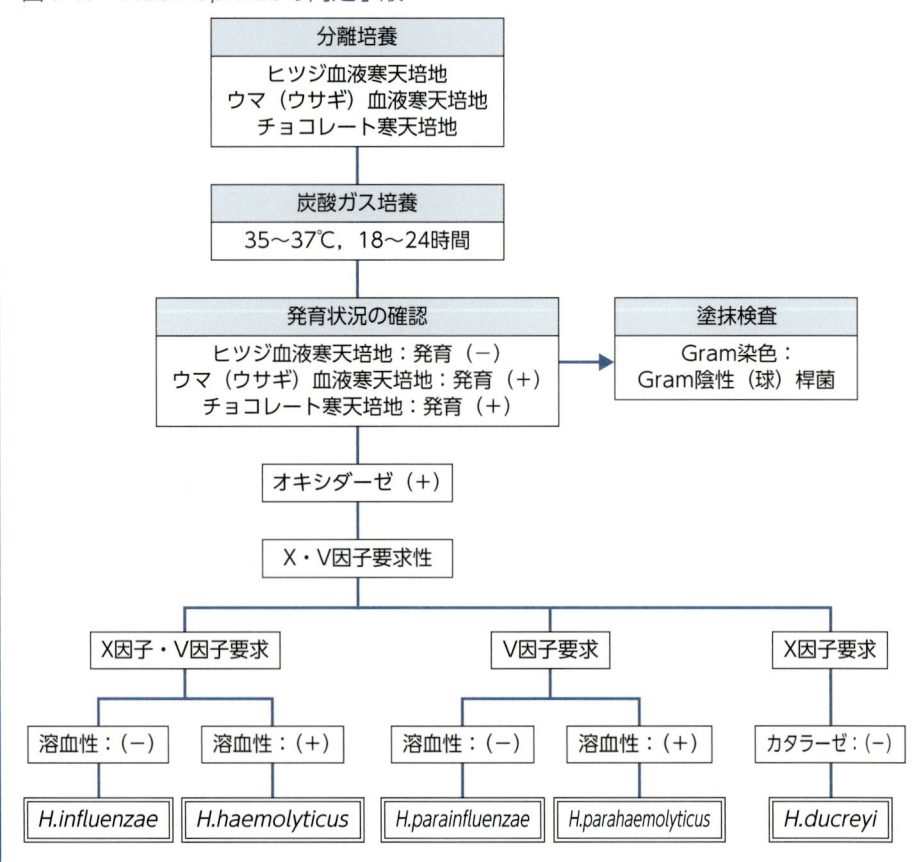

```
          ┌─────────────────────┐
          │      分離培養        │
          ├─────────────────────┤
          │ ヒツジ血液寒天培地   │
          │ ウマ（ウサギ）血液寒天培地 │
          │ チョコレート寒天培地 │
          └──────────┬──────────┘
                     │
          ┌──────────┴──────────┐
          │     炭酸ガス培養     │
          ├─────────────────────┤
          │ 35〜37℃，18〜24時間  │
          └──────────┬──────────┘
                     │
          ┌──────────┴──────────┐          ┌─────────────┐
          │    発育状況の確認    │          │  塗抹検査    │
          ├─────────────────────┤─────────▶├─────────────┤
          │ ヒツジ血液寒天培地：発育（−）│          │ Gram染色：   │
          │ ウマ（ウサギ）血液寒天培地：発育（＋）│     │ Gram陰性（球）桿菌 │
          │ チョコレート寒天培地：発育（＋）│          └─────────────┘
          └──────────┬──────────┘
                     │
               オキシダーゼ（＋）
                     │
              X・V因子要求性
        ┌────────────┼────────────┐
   X因子・V因子要求   V因子要求    X因子要求
     ┌────┴────┐    ┌────┴────┐       │
 溶血性：（−） 溶血性：（＋） 溶血性：（−） 溶血性：（＋） カタラーゼ：（−）
     │         │         │         │         │
 H.influenzae H.haemolyticus H.parainfluenzae H.parahaemolyticus H.ducreyi
```

使用菌株

Haemophilus influenzae

Haemophilus parainfluenzae

Haemophilus parahaemolyticus

Escherichia coli（対照菌）

*各菌液の試験管に記号を付し，未同定菌として学生に配布する．

培地，その他試薬

①ヒツジ血液寒天培地

②ウマ（またはウサギ）血液寒天培地

③チョコレート寒天培地

④オキシダーゼ用試験紙

⑤トリプトソイブイヨン

⑥トリプトソイ寒天培地

⑦XVマルチディスク（栄研）

実習手順

＜実習1日目＞

①菌液をヒツジ血液寒天培地，ウマ（またはウサギ）血液寒天培地およびチョコレート寒天培地に白金耳で塗抹する＊．

②35～37℃で18～24時間，炭酸ガス培養する．

ロウソク培養法で培養する場合は，デシケータの底に蒸留水で十分湿らせたティッシュペーパーを敷き，培地を入れ，ロウソクを立てて火をつける．ただちに蓋を閉じ，ロウソクの火が消えれば孵卵器に入れる（図V-18）．

＊培地1枚を2区画に分けて，2菌種ずつ塗抹してもよい．

ロウソク培養法：CO_2 約2～3％
デシケータ本体と蓋の部分にはワセリンを塗っておく．

図V-18　ロウソク培養法

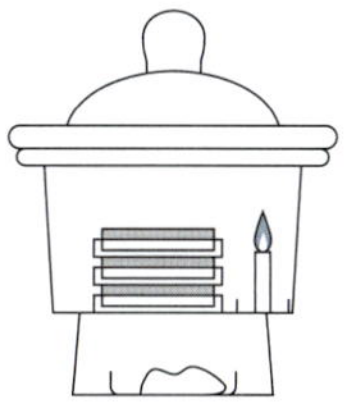

＜実習2日目＞

①培地観察（発育の有無，コロニーの色・形・大きさなど）（☞カラー口絵V-22）

同時にウマ（またはウサギ）血液寒天培地で溶血性の確認も行う．

②Gram染色⇒形態観察

③オキシダーゼ試験（Gram陰性桿菌であった菌すべてについて）

オキシダーゼ用試験紙を蒸留水で軽くしめらす．次に平板培地（できれば血液寒天以外）より滅菌爪楊枝で菌塊をとり，試験紙に塗布する．1分以内に判定する．

陽性:青～青紫色

陰性:無変化

④X・V因子要求性試験(オキシダーゼ陽性菌のみ行う)

コロニーをトリプトソイブイヨンに浮遊させ,McFarland 0.5に調製後,綿棒を用いてトリプトソイ寒天培地に菌液を塗抹する.XVマルチディスクを培地に密着するように置き,35～37℃,18～24時間,炭酸ガス培養する.

＜実習3日目＞

①X・V因子要求性試験判定(☞カラー口絵V-23)

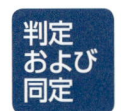

判定および同定

表V-8を完成させる.

表V-8

検体No.	培地観察			Gram染色形態観察	オキシダーゼ	X・V因子要求性		溶血性	同定菌名
	ヒツジ血液寒天培地	ウマ(ウサギ)血液寒天培地	チョコレート寒天培地			X因子	V因子		

文献:
1) 岡田淳ほか著:臨床検査学講座 微生物学/臨床微生物学(第3版).医歯薬出版,2011,171～174.
2) 古泉快夫 著:臨床検査実習 微生物学・臨床微生物学(第1版).医歯薬出版,1989.
3) 高木 篤 監修,斉藤 肇 編集:微生物学実習書(第1版).医歯薬出版,1992.
4) 飯沼 由嗣ほか著:臨床検査技術学 12 微生物学・臨床微生物学(第1版).医学書院,1998.

(今西麻樹子)

V 主要細菌の検査法

7 シュードモナス科 (*Pseudomonas*) およびその他のブドウ糖非発酵Gram陰性桿菌

実習目標

Pseudomonas aeruginosa（緑膿菌）をはじめとしたブドウ糖非発酵Gram陰性桿菌の分離・同定法を習得する．

実習目的

ブドウ糖非発酵Gram陰性桿菌の培養法，発育状況の観察，同定に必要な生化学的性状検査などの手技や判定方法を実習し，菌種同定までの流れを理解する．本来は，オキシダーゼと運動性の結果より同定に必要とされる生化学的性状検査は異なるが（図V-19），今回の実習では，未同定菌を鑑別するのに必要な最小限度のものにとどめた．

図V-19 ブドウ糖非発酵Gram陰性桿菌の同定手順

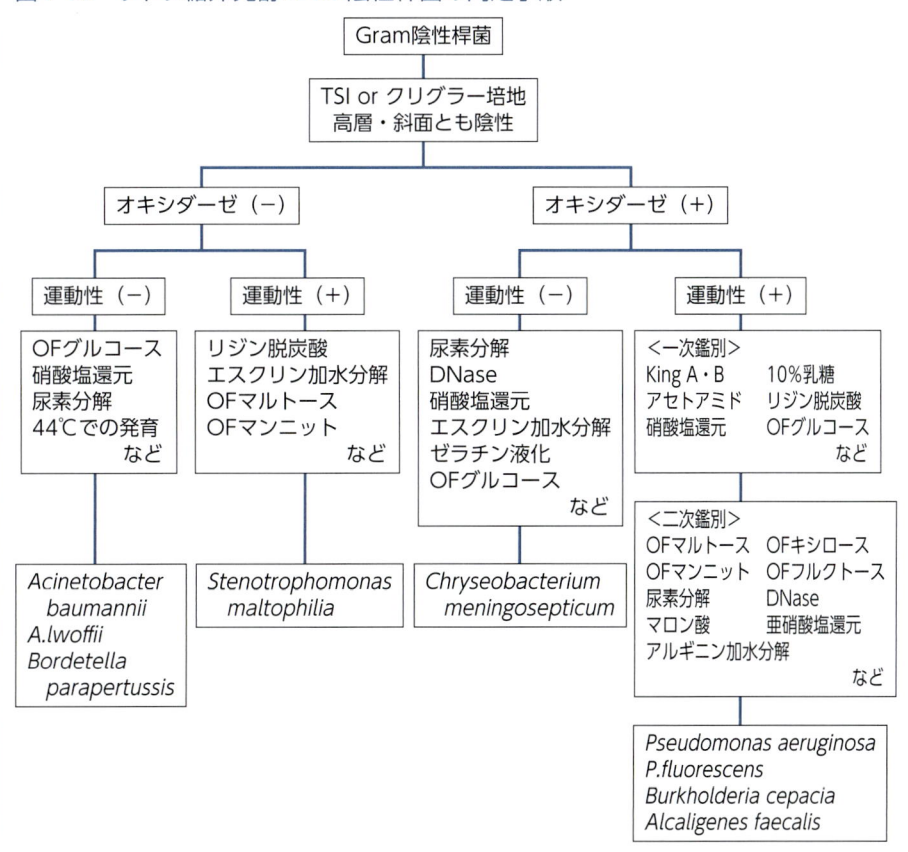

```
Gram陰性桿菌
        │
TSI or クリグラー培地
高層・斜面とも陰性
        │
    ┌───┴───┐
オキシダーゼ(−)    オキシダーゼ(+)
    │                │
 ┌──┴──┐        ┌───┴───┐
運動性(−) 運動性(+)  運動性(−) 運動性(+)
```

オキシダーゼ(−) 運動性(−):
OFグルコース／硝酸塩還元／尿素分解／44℃での発育 など
→ *Acinetobacter baumannii* / *A. lwoffii* / *Bordetella parapertussis*

オキシダーゼ(−) 運動性(+):
リジン脱炭酸／エスクリン加水分解／OFマルトース／OFマンニット など
→ *Stenotrophomonas maltophilia*

オキシダーゼ(+) 運動性(−):
尿素分解／DNase／硝酸塩還元／エスクリン加水分解／ゼラチン液化／OFグルコース など
→ *Chryseobacterium meningosepticum*

オキシダーゼ(+) 運動性(+):
〈一次鑑別〉
King A・B／アセトアミド／硝酸塩還元／10%乳糖／リジン脱炭酸／OFグルコース など

〈二次鑑別〉
OFマルトース／OFマンニット／尿素分解／マロン酸／アルギニン加水分解／OFキシロース／OFフルクトース／DNase／亜硝酸塩還元 など

→ *Pseudomonas aeruginosa* / *P. fluorescens* / *Burkholderia cepacia* / *Alcaligenes faecalis*

使用菌株

Pseudomonas aeruginosa
Burkholderia cepacia
Alcaligenes faecalis
Acinetobacter baumannii
Stenotrophomonas maltophilia
Escherichia coli（対照菌）

* 各菌液の試験管に記号を付し，未同定菌として学生に配布する．

培地，その他試薬

①血液寒天培地
②BTB乳糖加寒天培地
③NAC寒天培地
④TSI培地
⑤アセトアミド培地
⑥DNA培地
⑦OF培地（グルコース）
⑧OF培地（マルトース）
⑨OF培地（キシロース）
⑩King A・B培地
⑪オキシダーゼ用試験紙

実習手順

＜実習1日目＞
①菌液を血液寒天培地，BTB乳糖加寒天培地に白金耳で塗抹する*．
②1枚のNAC寒天培地を6区画に分け，全菌種を画線塗抹する．
③35～37℃で18～24時間，好気培養する．

* 培地1枚を2区画に分けて，2菌種ずつ塗抹してもよい．

＜実習2日目＞

①培地観察（発育の有無，コロニーの色・形・大きさなど）（☞**カラー口絵V-24，25**）

②Gram染色⇒形態観察

③オキシダーゼ試験

④運動性の確認

スライドガラス上にブイヨンを1滴とる．白金線でコロニーを釣菌し，やや薄めに浮遊させてカバーガラスをかける．光学顕微鏡のコンデンサを絞り，視野をやや暗くして，100倍率または400倍率で鏡検する．視野中を縦横に走行している菌を運動性陽性とし，一定箇所で小きざみに揺れるようにみえるのはブラウン運動で，運動性陰性とする．

⑤全菌種を各確認培地に接種⇒35～37℃で18～24時間，好気培養する．

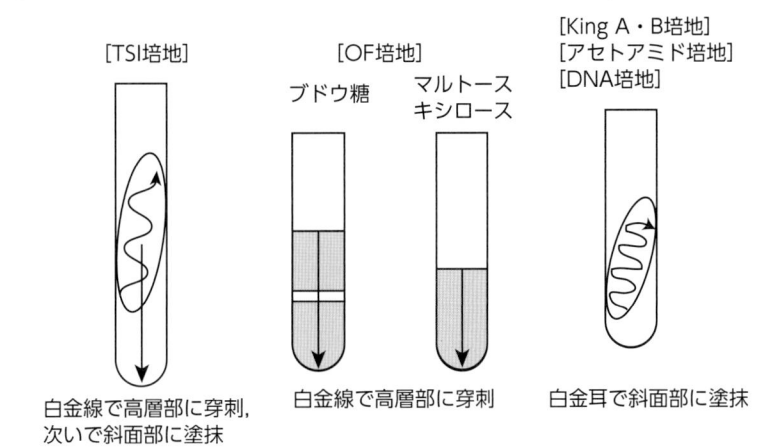

[TSI培地]　白金線で高層部に穿刺，次いで斜面部に塗抹

[OF培地]　ブドウ糖／マルトース・キシロース　白金線で高層部に穿刺

[King A・B培地]
[アセトアミド培地]
[DNA培地]
白金耳で斜面部に塗抹

＜実習3日目＞

①確認培地の判定

　[TSI培地]（*E.coli*と対比して観察）

　　斜面および高層部分ともに赤色（高層部無変化）⇒ブドウ糖非発酵菌（NF-GNR）

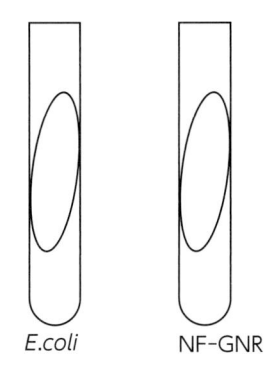

E.coli　　NF-GNR

[OF培地（グルコース）]

パラフィン上部：黄色　　パラフィン上部：黄色　　パラフィン上部：緑～青色
パラフィン下部：黄色　　パラフィン下部：緑色　　パラフィン下部：緑色

ブドウ糖発酵（＋）or（F）　ブドウ糖酸化（＋）or（O）　ブドウ糖非分解（－）

[OF培地（マルトース・キシロース）]

陽性：黄色，陰性：緑～青色

陽性　　陰性

[アセトアミド培地]　　　　　　[DNA培地]

陽性：赤色，陰性：黄色のまま　　陽性：赤紫色，陰性：青色のまま

陽性　　陰性　　　　　陽性　　陰性

[King A培地] ⇒ピオシアニン，ピオルビンの産生に適している．

　ピオシアニン：緑～青色
　ピオルビン：赤～暗赤色

[King B培地] ⇒ピオベルジンの産生に適している．

　ピオベルジン：蛍光黄緑色

（紫外線：波長360nmを照射すると明瞭な蛍光を発する）

King A　　King B
ピオシアニン　ピオベルジン

判定および同定

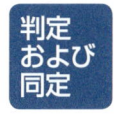

表V-9を完成させる.

表V-9

検体No.	培地観察 血液寒天培地	培地観察 BTB乳糖加寒天培地	NAC	Gram染色形態観察	TSI 斜面/高層	オキシダーゼ	運動性	糖分解（OF培地）グルコース	糖分解（OF培地）マルトース	糖分解（OF培地）キシロース	アセトアミド	DNase	KingA ピオシアニン	KingB ピオベルジン	同定菌名

文献：
1）岡田淳ほか著：臨床検査学講座　微生物学／臨床微生物学（第3版）．医歯薬出版，2011，179〜188．
2）古泉快夫 著：臨床検査実習　微生物学・臨床微生物学（第1版）．医歯薬出版，1989．
3）高木 篤 監修，斉藤 肇 編集：微生物学実習書（第1版）．医歯薬出版，1992．
4）飯沼 由嗣ほか著：臨床検査技術学　12 微生物学・臨床微生物学（第1版）．医学書院，1998．

（今西麻樹子）

V 主要細菌の検査法

8 レジオネラ属 (*Legionella*)

実習目標

*Legionella*の分離・同定法を習得する．

実習目的

*Legionella*の培養法，発育状況の観察，同定に必要な生化学的性状検査などの手技や判定方法を実習し，菌種同定までの流れを理解する（**図V-20**）．

図V-20 *Legionella*の同定手順

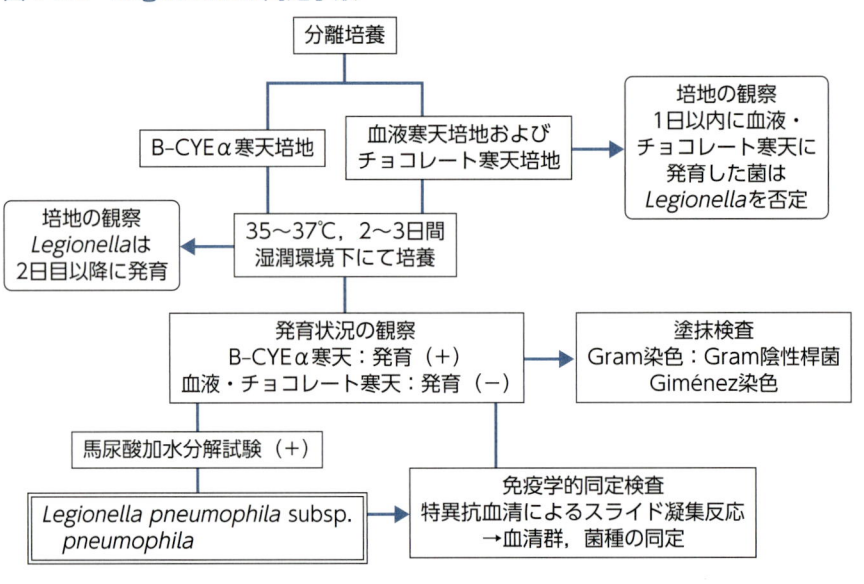

```
                        分離培養
                           │
            ┌──────────────┴──────────────┐
            │                             │
     B-CYEα寒天培地              血液寒天培地および  ──→  培地の観察
            │                   チョコレート寒天培地      1日以内に血液・
            │                             │             チョコレート寒天に
  培地の観察 ←── 35～37℃，2～3日間                       発育した菌は
  Legionellaは    湿潤環境下にて培養                       Legionellaを否定
  2日目以降に発育    │
                    │
              発育状況の観察
              B-CYEα寒天：発育（＋）  ──→  塗抹検査
              血液・チョコレート寒天：発育（－）    Gram染色：Gram陰性桿菌
                    │                              Giménez染色
         馬尿酸加水分解試験（＋）
                    │                        免疫学的同定検査
         Legionella pneumophila subsp. ──→  特異抗血清によるスライド凝集反応
                  pneumophila                →血清群，菌種の同定
```

使用菌株

Legionella pneumophila subsp. *pneumophila*

Legionella bozemanii

Staphylococcus aureus（対照菌）

Escherichia coli（対照菌）

※各菌液の試験管に記号を付し，未同定菌として学生に配布する．

培地，その他試薬

①B-CYEα寒天培地

Ⅴ 主要細菌の検査法

②血液寒天培地
③チョコレート寒天培地
④Giménez染色セット
⑤オキシダーゼ用試験紙
⑥カタラーゼテスト（3％H_2O_2）
⑦1％馬尿酸Na水溶液，ニンヒドリン試薬
⑧レジオネラ免疫血清（デンカ生研）

実習手順

＜実習1日目＞
①菌液を血液寒天培地，チョコレート寒天培地およびB-CYEα寒天培地の順に白金耳で塗抹する*．

＊培地1枚を2区画に分けて，2菌種ずつ塗抹してもよい

②35～37℃で48～72時間，湿潤環境下で好気培養する．
嫌気培養用の容器の底に蒸留水で十分湿らせたティッシュペーパーを敷く．この上に空シャーレを台として置き，その上に培地をのせて密閉する．

＜実習2日目＞
①培地観察（発育の有無，コロニーの色・形・大きさなど）（☞**カラー口絵Ⅴ-26**）

培養24時間後に，一度培地を観察しておく．

②Gram染色およびGiménez染色⇒形態観察（☞**カラー口絵Ⅴ-27**）
③オキシダーゼ，カタラーゼ試験
④馬尿酸加水分解試験
　1％馬尿酸Na水溶液0.4mlに2日間培養した菌を濃厚に浮遊させ，35～37℃，2時間放置後，ニンヒドリン試薬0.2mlを加え35～37℃，10分後に判定．

　　陽性：紫～暗紫色
　　陰性：無色～淡青色

⑤抗血清によるスライド凝集反応（血清群および菌種の同定）
スライドガラスをガラス鉛筆などで数区画に分け，区画ごとに各血清を1滴滴下する．新鮮なコロニーを白金線（滅菌した爪楊枝でも可）で釣菌し，各血清とよく混和する．スライドガラスを前後に傾斜させ，1～2分後に凝集の有無を確認する．なお，生理食塩液でも同様に操作し，自然凝集がないことを確かめておく．

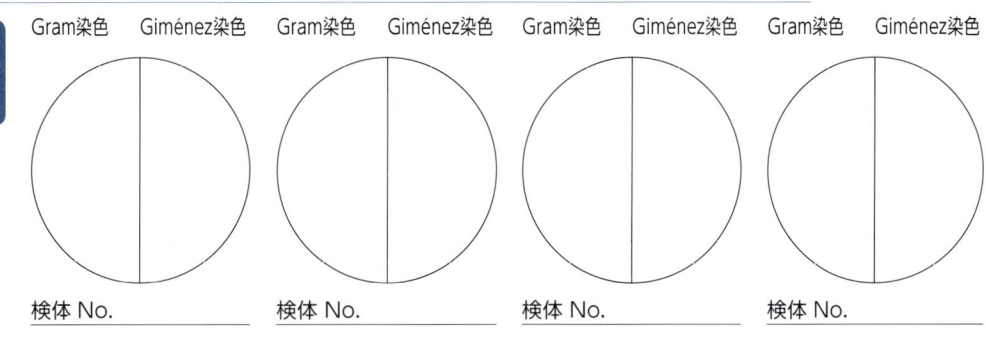

判定および同定

| Gram染色 | Giménez染色 | Gram染色 | Giménez染色 | Gram染色 | Giménez染色 | Gram染色 | Giménez染色 |

検体 No.　　　検体 No.　　　検体 No.　　　検体 No.

表V-10を完成させる．

表V-10

検体No.	培地観察						オキシダーゼ	カタラーゼ	馬尿酸加水分解試験	血清群	同定菌名
^	培養　時間後			培養　時間後								
^	B-CYEα寒天培地	血液寒天培地	チョコレート寒天培地	B-CYEα寒天培地	血液寒天培地	チョコレート寒天培地					

文献：
1）岡田淳ほか著：臨床検査学講座　微生物学／臨床微生物学（第3版）．医歯薬出版，2011，192〜194．
2）小栗豊子 著：レジオネラ症 Update　臨床と微生物，32（4）：327〜333，2005．
3）古泉快夫 著：臨床検査実習　微生物学・臨床微生物学（第1版）．医歯薬出版，1989．
4）高木 篤 監修，斉藤 肇 編集：微生物学実習書（第1版）．医歯薬出版，1992．
5）飯沼　由嗣ほか著：臨床検査技術学　12 微生物学・臨床微生物学（第1版）．医学書院，1998．

（今西麻樹子）

9 カンピロバクター属（Campylobacter）とヘリコバクター属（Helicobacter）

V 主要細菌の検査法

実習目標

*Campylobacter*および*Helicobacter*の分離・同定法を習得する．

実習目的

①*Campylobacter*および*Helicobacter*の培養法，発育状況の観察，同定に必要な生化学的性状検査などの手技や判定方法を実習し，菌種同定までの流れを理解する（図V-21）．
②塗抹検査（染色，検鏡）により形態学的特徴を知る．

図V-21　*Campylobacter*および*Helicobacter*の同定手順

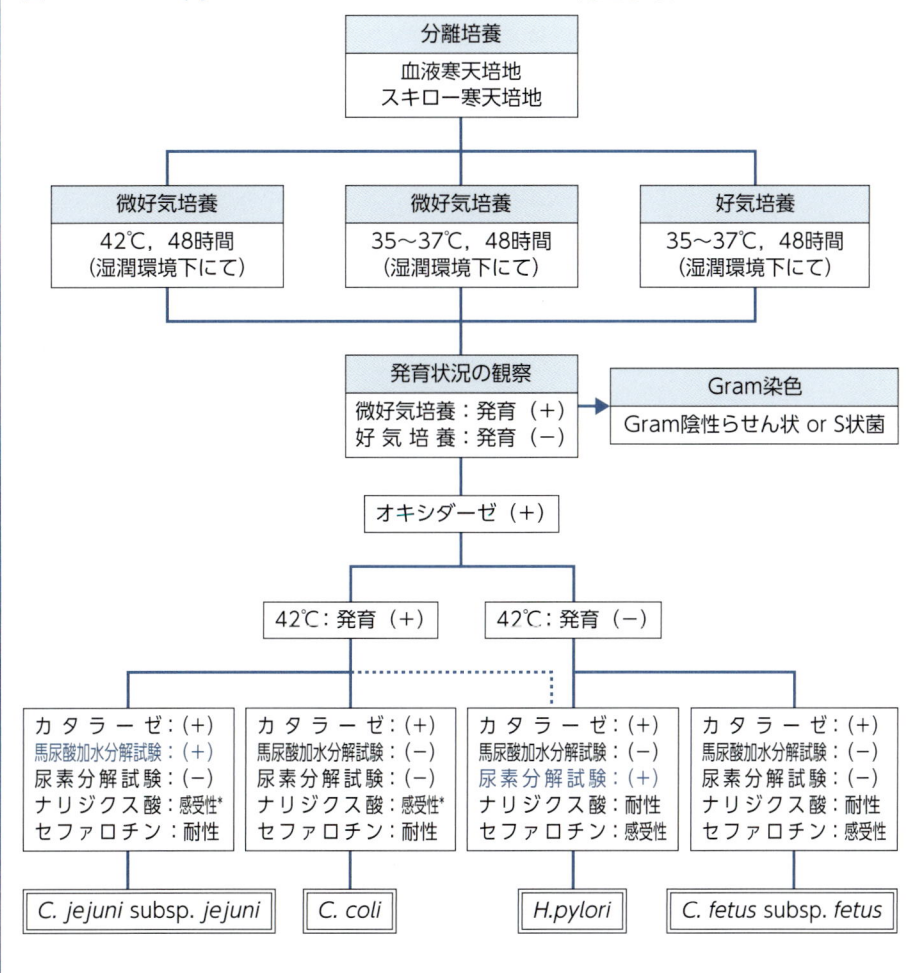

```
                        ┌─────────────────┐
                        │    分離培養      │
                        │  血液寒天培地    │
                        │ スキロー寒天培地 │
                        └─────────────────┘
              ┌────────────────┼────────────────┐
      ┌───────────────┐ ┌───────────────┐ ┌───────────────┐
      │  微好気培養   │ │  微好気培養   │ │   好気培養    │
      │ 42℃，48時間   │ │ 35～37℃，48時間│ │ 35～37℃，48時間│
      │（湿潤環境下にて）│ │（湿潤環境下にて）│ │（湿潤環境下にて）│
      └───────────────┘ └───────────────┘ └───────────────┘
                        ┌─────────────────┐      ┌───────────────────────┐
                        │ 発育状況の観察  │ ───→ │      Gram染色         │
                        │微好気培養：発育（＋）│   │ Gram陰性らせん状 or S状菌 │
                        │好 気 培 養：発育（－）│  └───────────────────────┘
                        └─────────────────┘
                        ┌─────────────────┐
                        │ オキシダーゼ（＋）│
                        └─────────────────┘
              ┌────────────────┴────────────────┐
         ┌─────────────┐                  ┌─────────────┐
         │42℃：発育（＋）│                  │42℃：発育（－）│
         └─────────────┘                  └─────────────┘
```

カタラーゼ：（＋） 馬尿酸加水分解試験：（＋） 尿素分解試験：（－） ナリジクス酸：感受性* セファロチン：耐性	カタラーゼ：（＋） 馬尿酸加水分解試験：（－） 尿素分解試験：（－） ナリジクス酸：感受性* セファロチン：耐性	カタラーゼ：（＋） 馬尿酸加水分解試験：（－） 尿素分解試験：（＋） ナリジクス酸：耐性 セファロチン：感受性	カタラーゼ：（＋） 馬尿酸加水分解試験：（－） 尿素分解試験：（－） ナリジクス酸：耐性 セファロチン：感受性
C. jejuni subsp. *jejuni*	*C. coli*	*H. pylori*	*C. fetus* subsp. *fetus*

*耐性株もみられる

> 使用菌株

*各菌液の試験管に記号を付し，未同定菌として配布する．

Campylobacter jejuni subsp. *jejuni*
Campylobacter coli
Campylobacter fetus subsp. *fetus*
Helicobacter pylori
Escherichia coli（対照菌）

> 培地，その他試薬

① 血液寒天培地
② スキロー寒天培地
③ オキシダーゼ用試験紙
④ カタラーゼテスト（3％H_2O_2）
⑤ 1％馬尿酸Na水溶液，ニンヒドリン試薬
⑥ クリステンセンの尿素培地
⑦ トリプトソイブイヨン
⑧ 5％ヒツジ血液加ミュラー・ヒントン寒天培地
⑨ ナリジクス酸・セファロチン含有ディスク（各30μg）

実習手順

*培地1枚を2区画に分けて，2菌種ずつ塗抹してもよい．

＜実習1日目＞
① 各菌を血液寒天培地およびスキロー寒天培地の2セットにそれぞれ塗抹する*．
② 1枚の血液寒天培地を5区画に分け，全菌種を塗抹する．
③ 1セットを42℃，1セットを35～37℃で48時間，湿潤環境下で微好気培養する．

微好気培養：O_2 5％，CO_2 10％，N_2 85％
湿潤環境：*Helicobacter*は乾燥に弱い．

④ ②の血液寒天培地1枚は35～37℃で48時間，湿潤環境下で好気培養する．

＜実習2日目＞
① 培地観察（発育の有無，コロニーの色・形・大きさなど）（☞**カラー口絵V-28**）
② Gram染色⇒形態観察（☞**カラー口絵V-29**）
③ オキシダーゼ試験（Gram陰性桿菌であったすべての菌について），カタラーゼ試験

以下の試験はオキシダーゼ陽性菌のみ行う．
④ 馬尿酸加水分解試験
⑤ 尿素分解試験（☞**カラー口絵V-30**）
コロニーを白金耳でクリステンセン尿素培地の寒天表面に濃厚に塗抹し，35～37℃で2～24時間，微好気培養する．
　陽性：培地が赤変

⑥薬剤感受性試験

コロニーをトリプトソイブイヨンに浮遊させ，McFarland 0.5に調整後，綿棒を用いてミュラー・ヒントン培地に菌液を塗抹する．各薬剤含有ディスクを培地に密着するように置き，35～37℃，48時間，微好気培養する．

＜実習3日目＞

①薬剤感受性試験判定（☞カラー口絵V-31）

判定および同定

表V-11を完成させる．

表V-11

検体No.	培地観察					Gram染色形態観察（スケッチ）	オキシダーゼ	カタラーゼ	馬尿酸加水分解試験	尿素分解試験	薬剤感受性試験		同定菌名
	血液寒天培地		スキロー寒天培地		好気培養						ナリジクス酸	セファロチン	
	42℃	37℃	42℃	37℃	37℃								

文献：
1) 岡田淳ほか著：臨床検査学講座　微生物学／臨床微生物学（第3版）．医歯薬出版，2011, 195～200.
2) 古泉快夫 著：臨床検査実習　微生物学・臨床微生物学（第1版）．医歯薬出版, 1989.
3) 高木 篤 監修, 斉藤 肇 編集：微生物学実習書（第1版）．医歯薬出版, 1992.
4) 飯沼 由嗣ほか著：臨床検査技術学 12 微生物学・臨床微生物学（第1版）．医学書院, 1998.

（今西麻樹子）

V 主要細菌の検査法

10 リステリア属（*Listeria*）とコリネバクテリウム属（*Corynebacterium*）

A. *Listeria monocytogenes*（リステリア菌）

実習目標

リステリア菌の同定法を理解する．

実習目的

血液寒天培地におけるコロニー性状（弱いβ溶血），Gram染色像，同定手順について理解する．（図V-22）．

*本菌は，患者背景，臨床材料からの分離培養所見，Gram染色像から感染症を推定するケースが多い．

図V-22　*Listeria monocytogenes*の同定手順

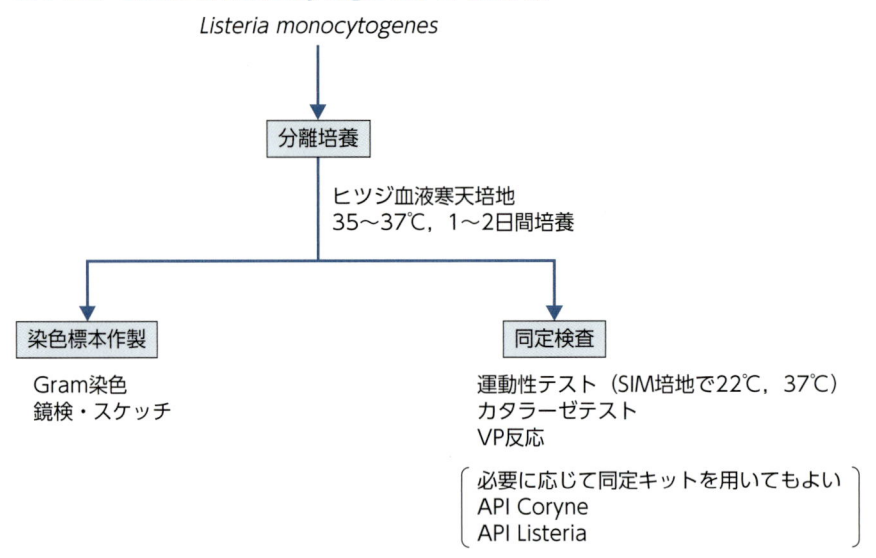

```
          Listeria monocytogenes
                  ↓
            ┌─分離培養─┐
        ヒツジ血液寒天培地
        35～37℃，1～2日間培養
    ┌───────────┴───────────┐
  染色標本作製              同定検査
  Gram染色                運動性テスト（SIM培地で22℃，37℃）
  鏡検・スケッチ           カタラーゼテスト
                         VP反応
                         ┌必要に応じて同定キットを用いてもよい┐
                          API Coryne
                          API Listeria
```

注意

①食品などの汚染を調べる際は，4℃でも発育する（世代時間1.5日）性質を利用して5～10℃，長期間増菌培養を行ったのち分離培養を行う．
②37℃では運動性を示さないため，運動性テストの培養は20～25℃で行う．

実習手順

① 血液寒天培地におけるコロニー性状のスケッチ

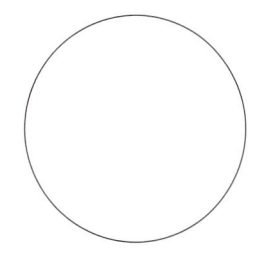

所見：

② Gram染色標本の鏡検・スケッチ

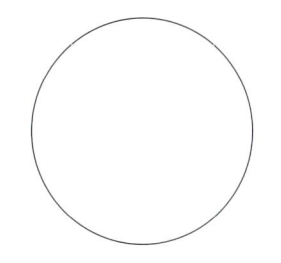

所見：

③ 運動性テスト

SIM培地2本に菌を接地し，22℃および37℃で培養．

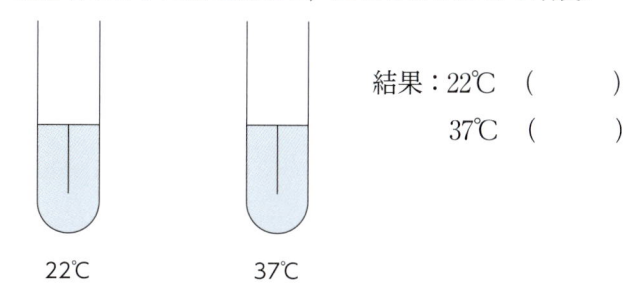

結果：22℃　（　　　）
　　　37℃　（　　　）

22℃　　37℃

④ カタラーゼテスト

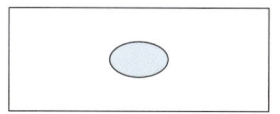

スライドガラスに3％H_2O_2をのせ，菌を混和して反応させる．
結果：

B. *Corynebacterium diphtheriae*（ジフテリア菌）

実習目標

ジフテリア菌の検査の流れを理解する．

実習目的

① ジフテリア菌の分離培養に用いる各種培地を理解する．
② 異染小体染色によりジフテリア菌の形態学的特徴を観察する．

図V-23 *Corynebacterium diphtheriae*の同定手順

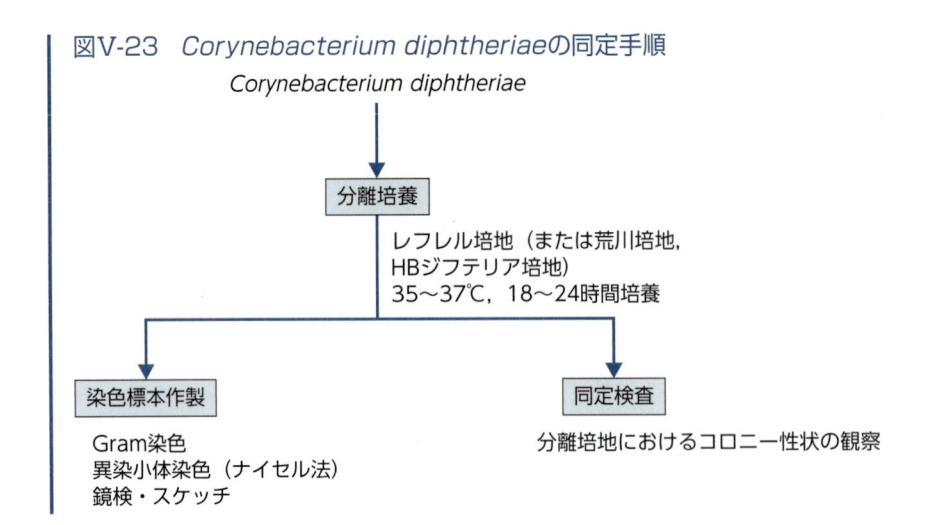

Corynebacterium diphtheriae
↓
分離培養
　　レフレル培地（または荒川培地，HBジフテリア培地）
　　35～37℃，18～24時間培養

染色標本作製
Gram染色
異染小体染色（ナイセル法）
鏡検・スケッチ

同定検査
分離培地におけるコロニー性状の観察

実習手順

①Gram染色および異染小体染色（ナイセル法）標本の鏡検・スケッチ

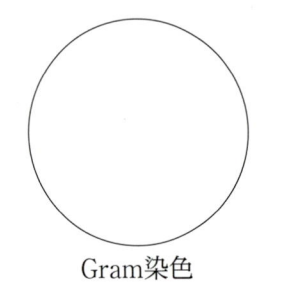

Gram染色
所見：

異染小体染色
所見：

②分離培地におけるコロニー性状のスケッチ

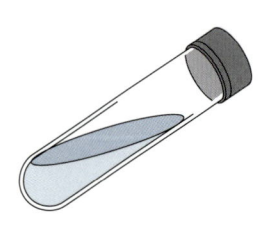

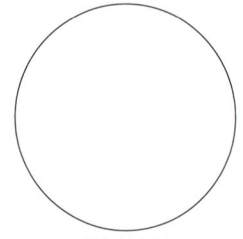

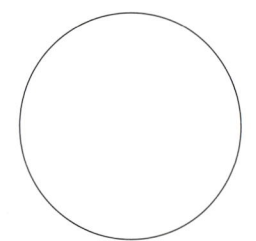

レフレル培地
所見：

荒川培地
所見：

HBジフテリア培地
所見：

（金子博司）

V 主要細菌の検査法

11 バシラス属 (*Bacillus*)

実習目標

Gram陽性有芽胞菌であるバシラス属の同定法を理解する.

実習目的

芽胞染色の手技を習得し, 食中毒菌である*Bacillus cereus*（セレウス菌）の同定法を理解する.

図V-24 バシラス属の同定手順

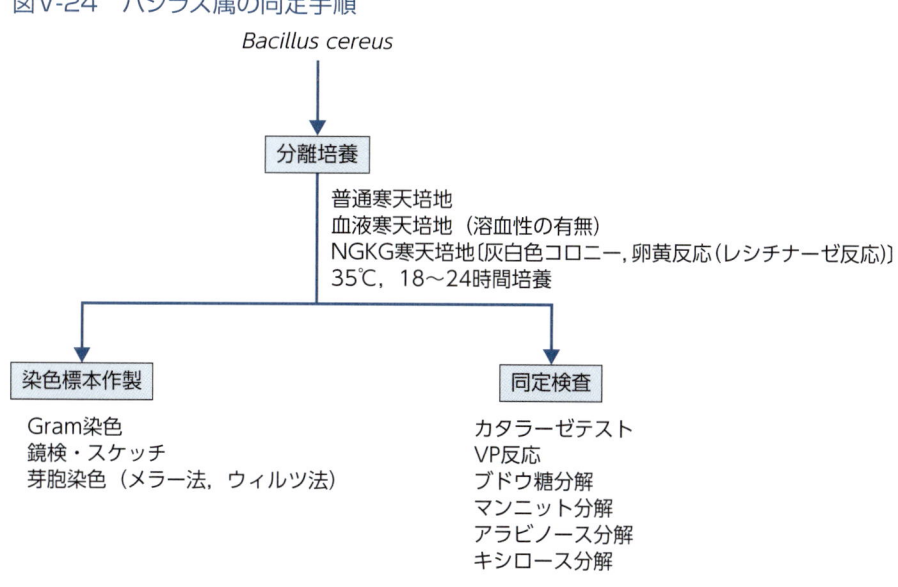

```
              Bacillus cereus
                    ↓
                [分離培養]
                普通寒天培地
                血液寒天培地（溶血性の有無）
                NGKG寒天培地〔灰白色コロニー, 卵黄反応（レシチナーゼ反応）〕
                35℃, 18〜24時間培養
           ┌────────┴────────┐
           ↓                   ↓
      [染色標本作製]         [同定検査]
      Gram染色              カタラーゼテスト
      鏡検・スケッチ         VP反応
      芽胞染色（メラー法, ウィルツ法）  ブドウ糖分解
                           マンニット分解
                           アラビノース分解
                           キシロース分解
```

実習手順

①分離培養

配布されたサンプルを, 普通寒天培地, 血液寒天培地およびNGKG寒天（マンニット卵黄ポリミキシン）培地の3枚に塗抹し, 35℃, 18〜24時間培養する.

普通寒天培地	血液寒天培地	NGKG寒天培地
所見：	所見：	所見：

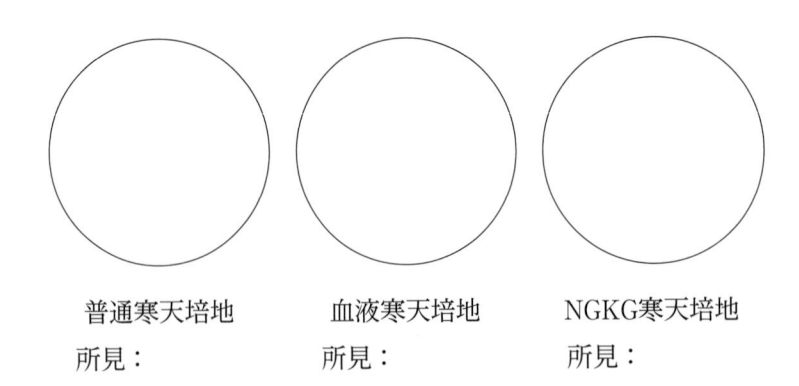

②Gram染色，芽胞染色（メラー法またはウィルツ法）標本の鏡検・スケッチ

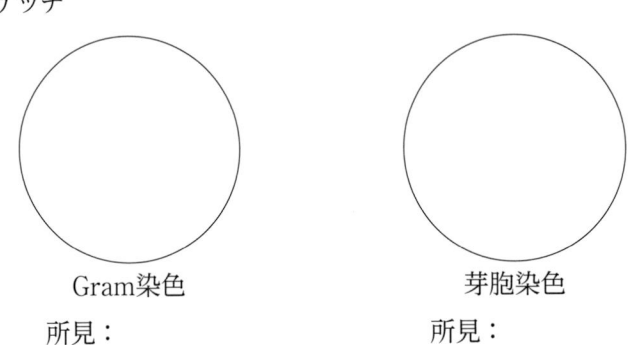

Gram染色	芽胞染色
所見：	所見：

③性状確認テスト
  A．カタラーゼテスト
    スライドガラス上で3％H_2O_2と被検菌を混和し，反応させる．気泡が出たら陽性．
  B．VPテスト
    VP半流動培地に菌を接種し，18〜24時間培養する．VP試薬を滴下し，紅色を示したら陽性．
  C．糖分解試験
    ブドウ糖，マンニット，アラビノース，キシロースを糖分解用半流動培地に添加し作製する．菌を5〜10mmの深さに穿刺し，18〜24時間培養後，判定する．

（金子博司）

V 主要細菌の検査法

12 マイコバクテリウム属 (*Mycobacterium*)

実習目標

代表的な抗酸菌である*Mycobactetium tuberculosis*（結核菌）の同定法を理解する．

ただし，*Mycobacterium tuberculosis*はバイオセーフティレベル（BSL）3に分類されるため，通常の実習室での使用は不可能（危険）である．そのため，実習では*Mycobacterium bovis*（ウシ結核菌）のBCG株か非病原性の菌種を使用する．

実習目的

検体の採取法から抗酸菌染色〔Ziehl–Neelsen（チール・ネールゼン）染色，Auramine染色〕，Acridine orange 染色，培養法，同定までの一連の流れを理解する．

図V-25　同定方法

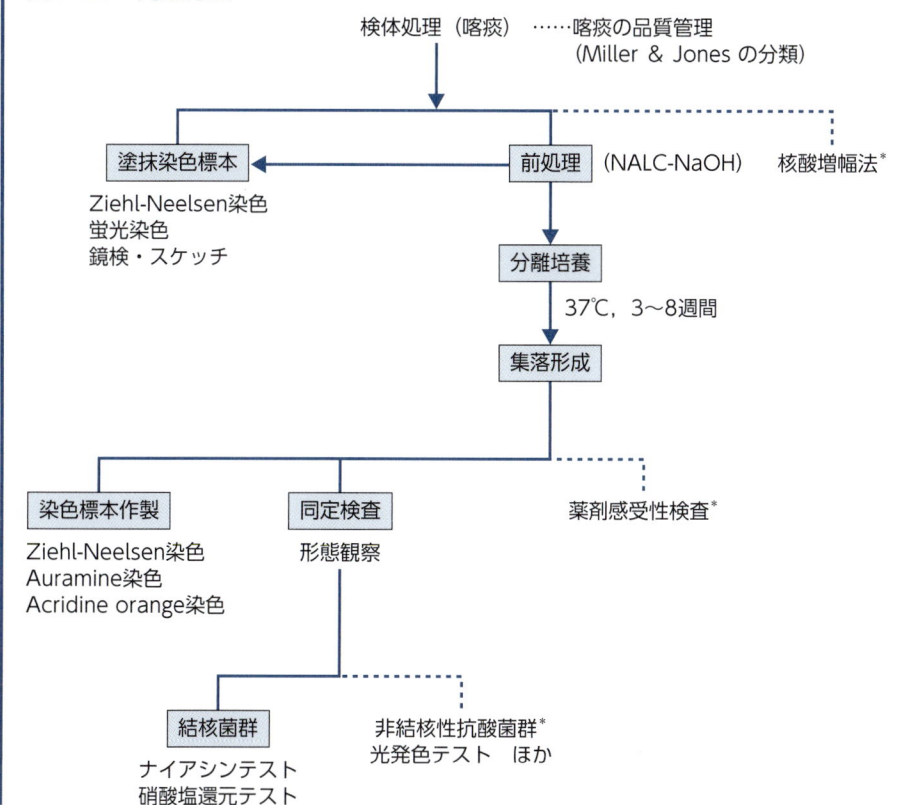

```
検体処理（喀痰）……喀痰の品質管理
        │           （Miller & Jones の分類）
        ▼
   ┌────────────┐
   │            │
塗抹染色標本 ← 前処理（NALC-NaOH）……核酸増幅法*
Ziehl-Neelsen染色        │
蛍光染色                  ▼
鏡検・スケッチ         分離培養
                    37℃，3〜8週間
                         ▼
                      集落形成
                         │
              ┌──────────┼──────────┐
              ▼          ▼          
         染色標本作製   同定検査   薬剤感受性検査*
         Ziehl-Neelsen染色  形態観察
         Auramine染色
         Acridine orange染色
                         │
                  ┌──────┴──────┐
                  ▼             
               結核菌群       非結核性抗酸菌群*
              ナイアシンテスト   光発色テスト　ほか
              硝酸塩還元テスト
```

培養時間については実習期間の許される範囲で設定する．

*印を付した項目については臨地実習で実施することが望ましい．

* 蛍光染色の場合は，自家蛍光が少ないスライドガラスを使用する．

* Auramineは発癌性があるので，手袋の着用など，取り扱いに注意する．

* 塗抹検査はNALC-NaOH法による均等化集菌検体の使用が望ましい．

Miller & Jonesの痰の肉眼所見に基づく分類

分類	肉眼的性状
M1	膿性成分を含まない粘液性痰
M2	膿性成分がわずかに認められる粘液性痰
P1	膿性成分が1/3以下
P2	膿性成分が1/3～2/3
P3	膿性成分が2/3以上

小川培地上での集落の表示法

表示記号	所見	集落数
−	集落が認められない場合	0
＋（実数）	集落数が200未満の場合．実数を（ ）に併記する	1～200
＋＋（概数）	大多数の集落は個々に分離しているが，一部は融合している場合	200～500
＋＋＋	集落数が多く，ほとんどの集落が融合している場合	500～2,000
＋＋＋＋	集落が培地全体をおおうように発育している場合	2,000以上

鏡検における検出菌数記載法

記載法	蛍光法（200倍）	Ziehl-Neelsen法	備考*（ガフキー号数）
−	0/30視野	0/300視野	G0
±	1～2/30視野	1～2/300視野	G1
1+	2～20/10視野	1～9/100視野	G2
2+	≧20/10視野	≧10/100視野	G5
3+	≧100/1視野	≧10/1視野	G9

*：相当するガフキー号数

鏡検におけるガフキー号数と簡便な記載法（従来法）

ガフキー号数	検出菌数（500倍率）	簡便な記載法
0	全視野に0	陰性（−）
1	全視野に1～4個	少数（+）
2	数視野に1個	
3	1視野平均1個	中等数（++）
4	〃 2～3個	
5	〃 4～6個	
6	〃 7～12個	
7	〃 やや多数（13～25個）	多数（+++）
8	〃 多数（26～50個）	
9	〃 はなはだ多数（51～100個）	
10	〃 無数（101個以上）	

実習手順

①検体採取

結核菌は主に呼吸器感染症を起こす菌であるため，喀痰が検体として重要である．自己の喀痰を採取するとともに，喀痰の肉眼所見に基づく分類であるMiller & Jonesの分類を理解する．

採取した喀痰に菌を混入させて実習を行う．（状況に応じて，喀痰のみ，あるいは菌のみで行う．）

②前処理～分離培養

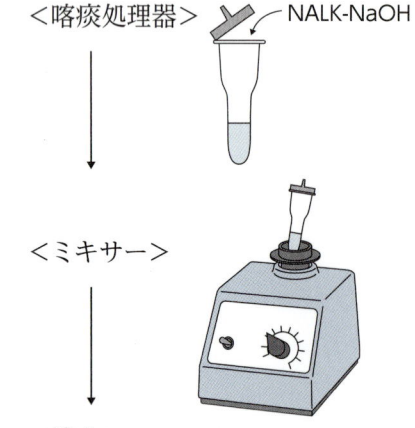

＜喀痰処理器＞ NALK-NaOH

喀痰の処理は，N-アセチル-L-システイン・水酸化ナトリウム（NALC-NaOH）を用いた遠心集菌法で行う．

＜ミキサー＞

Vortex mixerで攪拌，均一化．

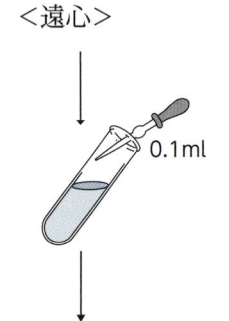

＜遠心＞

0.1ml

2％小川培地に0.1ml接種
37℃好気培養．
2～5日間は密栓して平らに，以後，立てて培養する．

菌のスケッチ：発育程度を判定する．

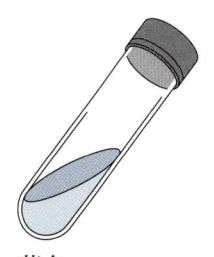

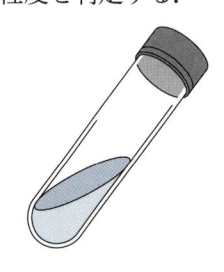

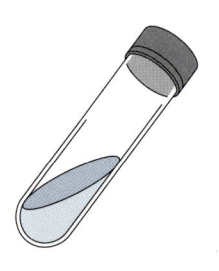

菌名：＿＿＿＿＿

培養日数　　　日目　　培養日数　　　日目　　培養日数　　　日目

③染色

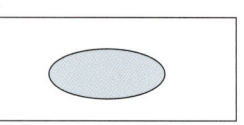

塗抹

*喀痰の直接塗抹標本作製の場合は，できるだけ膿性部分，不透明部分を塗抹する．

```
          乾燥
           ↓
         火炎固定
    ┌──────┼──────┐
    ↓      ↓      ↓
Ziehl-Neelsen染色法  Auramine染色法  Acridine orange染色法
```

○ 菌名：　　　　○ 菌名：　　　　○ 菌名：
　倍率：　　　　　 倍率：　　　　　 倍率：
　検出菌数：　　　 検出菌数：　　　 検出菌数：

④同定検査

A. ナイアシンテスト

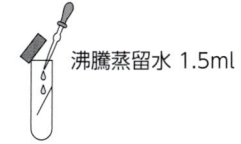

沸騰蒸留水 1.5ml　　小川培地で4週間培養し，十分な菌量（中等大集落50個以上あるいは培地の1/3以上をおおう程度）に発育した培地に，沸騰蒸留水1.5mlを注ぐ．
↓

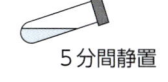

5分間静置　　培地を水平に保ち，蒸留水で全面がおおわれるようにし，5分間静置．
↓

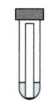

密栓可能な小試験管（13×75mm）に抽出液を1ml移し，ナイアシン試験紙（極東ナイアシンテスト）をピンセットで尖端のとがったほうを下にして入れ，ただちに密栓する．
↓

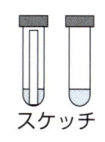

スケッチ　　試験に用いたものと同様の試験管に陽性コントロール液を10滴入れ，この色調と抽出液の発色を比較する．

陽性コントロール液と同等またはそれ以上の発色（黄色）の場合，陽性とする．

B. 硝酸塩還元テスト

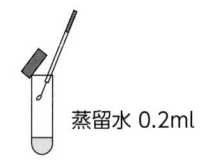

*試薬：硝酸ナトリウム0.085gをM/45リン酸緩衝液（pH7.0）100mlに溶解（M/100溶液）し，121℃，15分間高圧蒸気滅菌後，4℃に保存

蒸留水 0.2ml

スクリューキャップつき小試験管（16×125mm）に蒸留水0.2mlを分注し，これに1白金耳の菌を浮遊させる．基質液*を2ml加え，キャップを締め，軽く振盪する．

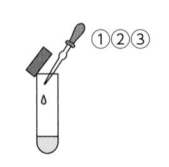

↓

①②③

①2倍希釈塩酸溶液0.1ml，②0.2%スルファニルアミド水溶液を0.2ml，③0.1%N-アセチルエチレンジアミン水溶液を0.2ml加え，軽く振盪する．

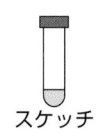

↓

スケッチ

・反応液がただちに赤色〜赤紫色に変化したものを陽性とする．
・全く変化しない，あるいはわずかに桃色を呈するものは陰性とする．
・陰性のものは少量の亜鉛末を加えて赤色に変化することを確認する．

文献：
1) 日本結核病学会 抗酸菌検査法検討委員会：抗酸菌検査ガイド2016．南江堂，2016．

（金子博司）

V 主要細菌の検査法

13 嫌気性菌

細菌は，発育（増殖）に要求される酸素濃度（酸素分圧）によって，偏性嫌気性菌（嫌気性菌ともいう），通性嫌気性菌，微好気性菌および偏性好気性菌の4つの群に大別できる．偏性嫌気性菌は一般に酸素存在下では増殖できずに死滅し，酸素のない環境下でのみ発育できる菌群である．したがって，嫌気性菌を増殖させるには，嫌気ジャー，嫌気バッグ（パウチ），嫌気チェンバー（グローブボックス）などを用いた嫌気培養を行う必要がある．それに対して，通性嫌気性菌は酸素の有無にかかわらず発育可能な菌群で，一般に好気培養（大気培養）のほうがよく発育する．微好気性菌は酸素濃度が5％程度の微好気環境下でよく発育するが，好気培養および嫌気培養では発育できないか発育の悪い菌群である．この細菌を発育させるには微好気培養を行う．偏性好気性菌は発育に遊離酸素を必要とし，15〜21％の酸素濃度環境下でよく発育する菌群である．また，偏性好気性菌や通性嫌気性菌のなかには発育に二酸化炭素濃度が5〜10％の環境を必要とする細菌があり，この細菌を増殖させるには炭酸ガス培養を行う．

一般的な鑑別・同定

嫌気性菌の一般的な鑑別・同定の手順の概略を図Ⅴ-26に示す．臨床検査材料（検体）からの嫌気性菌の検査の進め方としては，最初に分離培養（非選択培地と選択培地）と同時に直接塗抹標本のGram染色および増菌培養が行われる．

■ 直接塗抹染色標本

検体をスライドガラスに塗抹しGram染色した標本を光学顕微鏡（1,000倍率）で観察すると，嫌気性菌感染症が疑われる検体では細菌とともに白血球がみられることが多い．また，特徴的な形態を示す細菌は菌種を推定することが可能である．たとえば，大きなGram陽性桿菌の中に芽胞がみえる場合は *Clostridium*，ほっそりした紡錘形のGram陰性桿菌は *Fusobacterium*，多形性のGram陰性桿菌は *Bacteriodes*, *Porphyromonas*, *Prevotella*，微小なGram陰性球菌は *Veillonella* が推定される．

■ 分離培地および分離培養

日常検査では，非選択培地の嫌気性菌用血液寒天培地（血液加ブルセラ寒天培地など）と選択培地（BBE寒天培地，PV加ブルセラHK寒天培地など）を組み合わせて使用する．分離培養では，検体を平板培地上の隅に塗布あるいは1〜2滴落とし，白金耳で単一コロニーが形成されるように画線塗抹したのち，

図Ⅴ-26 嫌気性菌の一般的な鑑別・同定の手順の概略

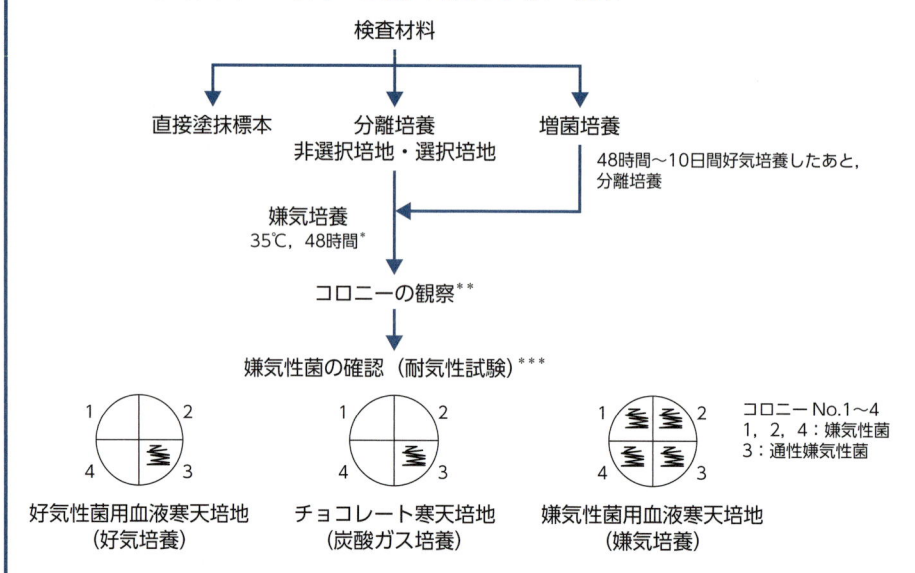

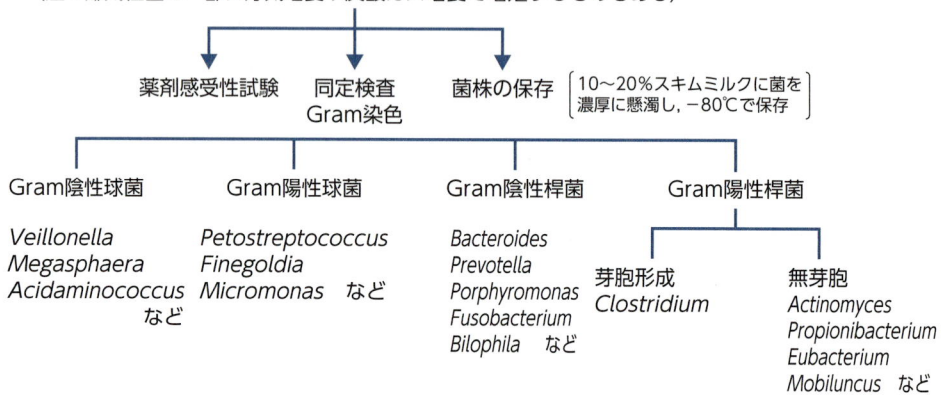

```
                              検査材料
                    ┌───────────┼───────────┐
              直接塗抹標本    分離培養       増菌培養
                          非選択培地・選択培地   48時間～10日間好気培養したあと，
                                │            分離培養
                              嫌気培養
                            35℃，48時間*
                                ↓
                            コロニーの観察**
                                ↓
                        嫌気性菌の確認（耐気性試験）***
```

* 48時間培養で発育が悪い場合には，さらに48時間培養する
** 紫外線照射して蛍光色の有無も確認する
*** 確実に単一コロニーであること

コロニー No.1～4
1, 2, 4：嫌気性菌
3：通性嫌気性菌

好気性菌用血液寒天培地　チョコレート寒天培地　嫌気性菌用血液寒天培地
（好気培養）　　　　　（炭酸ガス培養）　　　（嫌気培養）

好気培養と炭酸ガス培養では発育せず，
嫌気培養のみで発育した菌株を嫌気性菌と決定
（注：嫌気性菌の一部に好気培養や炭酸ガス培養で増殖するものもある）

薬剤感受性試験　　同定検査　　菌株の保存　[10～20％スキムミルクに菌を濃厚に懸濁し，−80℃で保存]
　　　　　　　　Gram染色

Gram陰性球菌	Gram陽性球菌	Gram陰性桿菌	Gram陽性桿菌
Veillonella *Megasphaera* *Acidaminococcus* など	*Petostreptococcus* *Finegoldia* *Micromonas* など	*Bacteroides* *Prevotella* *Porphyromonas* *Fusobacterium* *Bilophila* など	芽胞形成：*Clostridium* 無芽胞：*Actinomyces*, *Propionibacterium*, *Eubacterium*, *Mobiluncus* など

できるかぎり早く嫌気培養することが重要である．

■ 増菌培地および増菌培養

嫌気性菌用半流動培地（ブルセラ HK 半流動生培地，臨床用チオグリコール酸塩培地，ABCM 半流動培地，GAM 半流動培地など）に検体を接種し，48 時間～10 日間好気培養したのち，分離培養する．

■ 集落（コロニー）の観察

コロニーの性状（大きさ，上からみた形，横からみた形，辺縁，光沢，透明度，粘稠度，色，溶血性，遊走など）が特徴的な場合には同定の手がかりとなる．

■ 嫌気性菌の確認（耐気性試験）

嫌気培養された分離平板上の1つのコロニーを好気性菌用血液寒天培地，チョコレート寒天培地，嫌気性菌用血液寒天培地の3枚の平板（4分割すると4つのコロニーについて試験できる）のそれぞれに白金耳で画線塗抹し，好気性菌用血液寒天培地は好気培養（これは省略してもよい），チョコレート寒天培地は炭酸ガス培養，嫌気性菌用血液寒天培地は嫌気培養する．嫌気性菌は嫌気培養した平板のみに発育する（図Ⅴ-26）．

嫌気性菌の同定

嫌気性菌と確認された菌株は，Gram染色による菌形態と染色性，生化学性状試験，および必要に応じてガスクロマトグラフィによる菌の終末代謝産物である脂肪酸の分析によって菌種が同定される．日常検査では，菌種の同定に簡易同定キットが使用されているが，熟練を要し，菌属・菌種によっては精度が十分でない．また，表V-12に示すような嫌気性菌の大まかな鑑別同定も行われている．

嫌気性菌の薬剤感受性試験

日常検査では主に *Bacteroides fragilis* group で行われている（☞ p.36「Ⅳ 薬剤感受性検査法」）．

表V-12 嫌気性菌の大まかな鑑別・同定

菌名	形態	Gram染色	耐気性	特徴
Bacteroides fragilis group	桿菌	陰性	ない	BBE寒天培地に発育，集落径1mm以上
pigmented *Prevotella*/ *Porphyromonas* group*	球桿菌，桿菌	陰性	ない	赤レンガ色～黒赤色蛍光（紫外線照射）
Fusobacterium nucleatum	桿菌	陰性	ない	紡錘状，薄黄緑色蛍光（紫外線照射）
嫌気性Gram陰性桿菌	球桿菌，桿菌	陰性	ない	
嫌気性Gram陰性球菌	球菌	陰性	ない	
嫌気性Gram陽性球菌	球菌	陽性	ない	
Clostridium perfringens	桿菌	陽性	ない	車両型**，集落周囲に二重溶血環形成
その他の*Clostridium* spp.	桿菌	陽性	ない***	Gram染色で芽胞を認める
嫌気性Gram陽性桿菌	桿菌	陽性	ない***	無芽胞

* *Prevotella gingivalis* は蛍光を発しない
** 芽胞形成菌であるが，芽胞はほとんどみられない
*** 一部に耐気性のものがある

Bacteroides と *Fusobacterium*

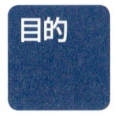

目的 嫌気性菌感染症の重要な原因菌である嫌気性Gram陰性桿菌について，代表的な菌属・菌種の特徴的な性状，鑑別法および同定法を学ぶ（図V-27，表V-13）．

図V-27 嫌気性Gram陰性桿菌の同定の進め方

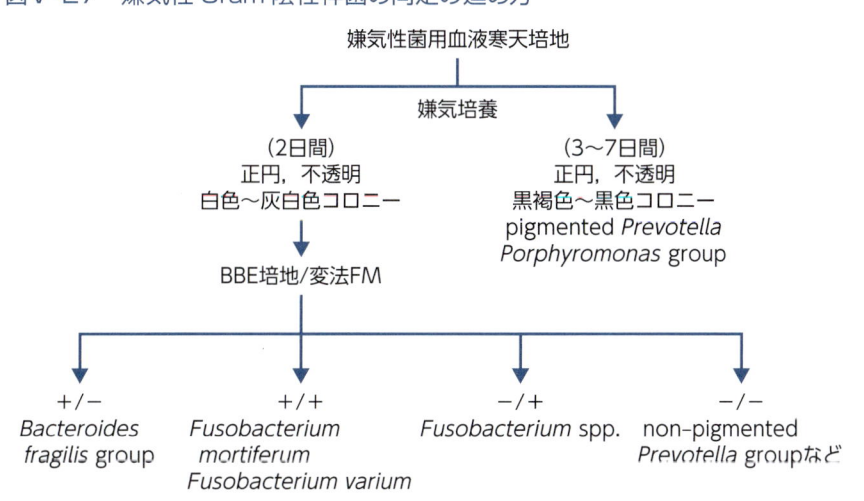

```
                    嫌気性菌用血液寒天培地
                            │
                          嫌気培養
                    ┌───────┴───────┐
              (2日間)                (3～7日間)
            正円，不透明              正円，不透明
          白色～灰白色コロニー         黒褐色～黒色コロニー
                │                pigmented Prevotella
                │                Porphyromonas group
           BBE培地/変法FM
    ┌──────┬──────┼──────┬──────┐
   +/-         +/+          -/+         -/-
Bacteroides  Fusobacterium  Fusobacterium  non-pigmented
fragilis     mortiferum     spp.           Prevotella
group        Fusobacterium                 groupなど
             varium
```

表Ⅴ-13　嫌気性グラム陰性桿菌の代表的な菌種の性状

菌名	嫌気性菌用血液寒天培地上の集落の特徴	*20%胆汁抵抗性	*エスクリン分解	インドール	カタラーゼ	紫外線照射で集落の蛍光の有無	ガスクロマトグラフィ主要代謝産物（脂肪酸）**
Bacteroides fragilis group	灰白色～白色					−	A, S
B.fragilis		+	+	−	+		
B.thetaiotaomicron		+	+	+	+⁻		
B.vulgatus		+	−⁺	−	−⁺		
Prevotella intermedia	黒褐色	−	−	+	−	+（橙赤～赤色）	A, S
P.melaninogenica		−	d	−	−	+（橙赤～赤色）	A, S
Porphyromonas asaccharolytica	黒褐色～黒色	−	−	+	−	+（橙赤～赤色）	A, B
Fusobacterium nucleatum	パンのくず状	−	−	+	−	+（薄黄緑色）	B

*胆汁抵抗性とエスクリン分解性を利用した培地として BBE 寒天培地がある
**A：酢酸，B：酪酸，S：コハク酸
d：菌株により異なる

実習項目

<必須>

①嫌気性菌用血液寒天培地上のコロニーの観察

②紫外線（UV）照射によるコロニーの観察

③細菌の Gram 染色

④カタラーゼテスト

⑤耐気性試験（酸素感受性試験）

⑥胆汁抵抗性（BBE 寒天培地での発育の有無による方法）

<選択>

⑦菌種の同定

⑧薬剤感受性試験および β-ラクタマーゼ検出

使用菌株

ⓐ *Bacteroides fragilis*

ⓑ *Fusobacterium nucleatum*

ⓒ *Escherichia coli*（通性嫌気性菌）

実習方法

分離培養

準備：ⓐⓑⓒ菌株，血液加ブルセラ寒天平板培地3枚，白金耳，嫌気培養システム

方法：平板培地にⓐⓑⓒの菌株を単一のコロニーが形成されるように白金耳で画線塗抹したのち，嫌気培養（35℃，48時間）する．

<必須>

①血液加ブルセラ寒天培地上のコロニーの観察（☞カラー口絵Ⅴ-32）

コロニーの形態・性状を観察する．（詳細は p.12「Ⅱ　微生物の取り扱

いに必要な心構えと基本操作」のうち"コロニーの観察"を参照）

②UV照射によるコロニーの観察［☞**カラー口絵V-33（左）**］

UV照射下での血液寒天培地上のコロニーを観察する．（準備・方法・判定はp.112参照）

③細菌のGram染色（Huckerの変法）（☞**カラー口絵V-34**）

方法はp.23「Ⅲ　染色法」を参照．

④カタラーゼテスト

準備・方法・判定はp.112参照．

⑤耐気性試験

準備：ⓐⓑⓒ菌株，血液加ブルセラ寒天培地2枚，白金耳，嫌気培養システム，炭酸ガス培養器

方法：血液加ブルセラ寒天培地を3分割し，各区画にⓐⓑⓒの菌株を白金耳で画線塗抹する．1枚は嫌気培養（35℃，48時間），もう1枚は炭酸ガス培養（37℃，24～48時間）する．

判定：嫌気培養した培地のみに発育する細菌を偏性嫌気性菌とする．

⑥胆汁抵抗性＊（BBE寒天培地での発育性およびエスクリン分解性の観察）［☞**カラー口絵V-33（右）**］

＊別法として胆汁ディスク法（詳細はp.112参照）がある．

準備：ⓐⓑ菌株，BBE寒天培地1枚，白金耳，嫌気培養システム

方法：BBE寒天培地を2分割し各区画にⓐとⓑの菌株を白金耳で画線塗抹し，35℃，48時間嫌気培養する．（別法はp.112参照）

判定：発育すれば胆汁抵抗性（胆汁耐性）陽性とする．また，エスクリンが分解された場合，コロニーの周囲は褐色～黒褐色を呈する．

＜選択＞

⑦簡易同定キット

詳細はp.113参照．

⑧薬剤感受性試験（寒天平板希釈法，微量液体希釈法，Eテスト法）およびβ-ラクタマーゼ検出（ニトロセフィン法）

詳細はp.36「Ⅳ　薬剤感受性検査法」を参照．

Clostridium

目的　嫌気性菌感染症の重要な原因菌として嫌気性有芽胞Gram陽性桿菌である*Clostridium*の代表的な菌種について，その特徴的な性状，鑑別法および同定法を学ぶ（**図V-28**，**表V-14**）．

図V-28 嫌気性有芽胞 Gram 陽性桿菌の同定の進め方

```
            嫌気性菌用血液寒天培地
                   │
          嫌気培養（35℃，48時間）
                   │
              コロニーの観察
              ┌─────┴─────┐
            溶血*         非溶血*
              │         ┌───┴───┐
    ┌─────────┤      芽胞あり  芽胞なし**
   あり ← 二重溶血環 → なし    Clostridium spp.
Clostridium perfringens   │
 R型大コロニー       ┌───┴───┐
  Gram陽性        芽胞あり  芽胞なし
                 Clostridium spp.
```

*コロニーの周囲
**Clostridium spp.の場合もある

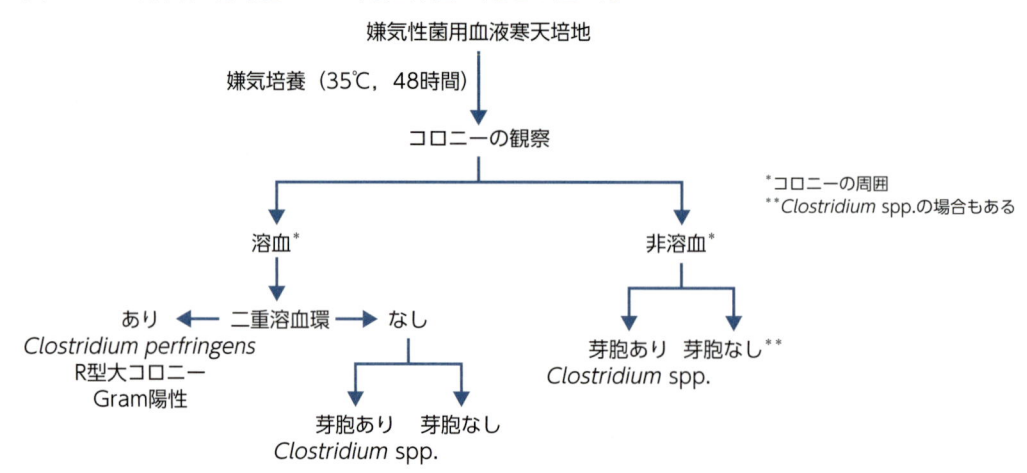

表V-14 Clostridium の代表的な菌種の性状

菌名	運動性	カタラーゼテスト	レシチナーゼ反応	リパーゼ反応	芽胞	紫外線照射で集落の蛍光の有無	ガスクロマトグラフィ主要代謝産物（脂肪酸）*
C. perfringens	−	−	+	−	ほとんどみられない	−	A, B
C. sporogenes	+	−	−	+	卵形/亜端在性	−	A, B
C. difficile	+	−	−	−	卵形/亜端在性	+（薄黄緑色）	A, B
C. botulinum	+	−	−	+**	卵形/亜端在性	−	A, B
C. tetani	+	−	−	−	円形/端在性	−	A, B, P

*A：酢酸，B：酪酸，P：プロピオン酸
**一部のタイプは陰性を示す

実習項目

＜必須＞
① 血液寒天培地上のコロニーの観察
② UV 照射によるコロニーの観察
③ 細菌の Gram 染色
④ 運動性
⑤ カタラーゼテスト
⑥ 耐気性試験（酸素感受性試験）
⑦ レシチナーゼ反応およびリパーゼ反応

＜選択＞
⑧ 菌種の同定

＜参考＞
⑨ Clostridium perfringens のレシチナーゼ（α-毒素）の中和反応

使用菌株

ⓐ Clostridium perfringens
ⓑ Clostridium difficile
ⓒ Clostridium sporogenes
ⓓ Bacillus subtilis（偏性好気性有芽胞桿菌）

> **実習方法**

分離培養

準備：ⓐⓑⓒⓓの4菌株，血液加ブルセラ寒天培地4枚，嫌気培養システム

方法：各菌株を白金耳で単一のコロニーが形成されるように平板に画線塗抹したのち，ⓐⓑⓒ菌株の平板は嫌気培養（35℃, 48時間），ⓓ菌株の平板は好気培養する．

＜必須＞

①コロニーの観察（☞**カラー口絵Ⅴ-35**）

コロニーの形態，大きさ，色，溶血性を観察する．

臭いについても記載する．

（観察の詳細はp.12「Ⅱ　微生物の取り扱いに必要な心構えと基本操作」のうち"コロニーの観察"を参照）

② UV 照射によるコロニーの観察

UV 照射下での血液寒天培地上のコロニーを観察する．（方法・判定はp.112参照）

③細菌の Gram 染色（☞**カラー口絵Ⅴ-36**）

注意：芽胞は難染性のため菌体中に染色されず，円形または楕円形に抜けて観察される．

方法の詳細についてはp.23「Ⅲ　染色法」を参照．

④カタラーゼテスト

方法・判定はp.112参照．

⑤耐気性試験

準備：ⓐⓑⓒⓓの4菌株，血液加ブルセラ寒天培地2枚，嫌気培養システム

方法：血液加ブルセラ寒天培地2枚をそれぞれ4分割し，各区画にⓐⓑⓒⓓの菌株を白金耳で画線塗抹する．1枚は嫌気培養（35℃, 48時間），もう1枚は好気培養する．

判定：嫌気培養した平板培地のみに発育する細菌を偏性嫌気性菌とする．

⑥レシチナーゼ反応およびリパーゼ反応（☞**カラー口絵Ⅴ-37, -38**）

準備：ⓐⓑⓒの3菌株，卵黄加寒天培地1枚，白金耳，嫌気培養システム

方法：卵黄加寒天培地1枚を3分画し，各区画にⓐⓑⓒの菌株を白金耳で画線塗抹し，嫌気培養する．（判定はp.112参照）

培地・試薬および試験法

■ 分離培地

血液加ブルセラ寒天培地のつくり方

ブルセラ寒天培地をあらかじめ調製，滅菌し，約50℃に保温する．これにヘミン 10mg/l，ビタミン K₁ 10mg/l およびヒツジ脱線維素血液*（5％）を加えて混合後，滅菌シャーレに分注し，平板に固める．

卵黄加 CW 寒天培地のつくり方

CW 寒天培地をあらかじめ調製，滅菌（抗菌薬含有培地では加温溶解）し，約50℃に保温する．これに50％卵黄液（卵黄と滅菌生理食塩液を等量混合）を10％の割合に加えて混合したのち，滅菌シャーレに分注し，平板に固める．

*ウサギ溶血血液を加えると pigmented *Prevotella/Porphyromonas* group では黒色コロニーが観察される．

■ 紫外線（UV）照射によるコロニーの蛍光発色

準備：嫌気性菌用血液寒天平板上の集落，UV ライト（波長；365nm）

方法：暗所で平板培地の蓋をとり，UV を集落の上に照射し，蛍光を観察する．

判定：UV 照射下で集落の蛍光の有無および蛍光の色調を観察する．

■ カタラーゼテスト

機序：菌が産生するカタラーゼにより過酸化水素が水と酸素に分解されるため，酸素の発泡が認められる．

準備：純培養菌，スライドガラス，滅菌楊枝，15％過酸化水素水

方法：滅菌楊枝を用いて平板上の集落の一部をとり，スライドガラス上にこすりつける．赤血球内にはカタラーゼが存在するので血液寒天成分をもち込まないようにする．スライドガラス上の細菌に15％過酸化水素水の1滴を落とし，発泡を観察する．

判定：30秒以内に発泡がみられた場合には陽性，発泡が認められない場合は陰性とする．ほとんどの偏性嫌気性菌はカタラーゼ陰性であるが，*Bacteroides fragilis* group，*Propionibacterium* のある菌種などは陽性を示す．

■ 胆汁抵抗性（胆汁ディスク法）

準備：純培養菌，白金耳，嫌気性菌用血液寒天培地，胆汁ディスク（市販品：Oxoid 社，Anaerobe system）

方法：平板に濃厚に塗布された部分に，胆汁ディスク（20％胆汁含有）を置き，ディスクを平板に押し付ける．35℃，24～48時間嫌気培養する．

判定：ディスクの周囲に発育阻止帯ができれば胆汁に感性と判定する．ディスクの縁まで菌が発育した場合は耐性（抵抗性）と判定する．*Bacteroides fragilis* group，*Fusobacterium mortiferum*，*Fusobacterium varium* などは胆汁に抵抗性である．

■ レシチナーゼ反応

機序：菌が産生するレシチナーゼC（ホスホリパーゼC）により Ca^{2+} の存在下で卵黄レシチン（ホスファチジルコリン）が水可溶性のホスホリルコリンと不溶性のジアシルグリセロール（α，β‐ジグリセライド）に加水

分解され，コロニー周囲に不透明帯（乳光反応）が生じる．
方法：卵黄加 CW 寒天培地に孤立したコロニーをつくるように画線塗抹する．
35℃，24 〜 48 時間，嫌気培養する．
判定：コロニーの周囲に淡黄乳白の不透明帯を生じた場合，レシチナーゼ反応陽性とする．

■ *Clostridium perfringens* のレシチナーゼ（α - 毒素）の中和反応

目的：*Clostridium perfringens* と他の *Clostridium* spp. との鑑別に用いられる．
方法：α - 抗毒素濾紙を滅菌したピンセットで卵黄加 CW 寒天平板の中央に置き，濾紙の周囲を軽く押さえて培地になじませたのち，被検菌（純培養）を濾紙に直角になるように塗抹し，嫌気培養（37℃，24 〜 48 時間）する．
判定：*Clostridium perfringens* によって産生されたレシチナーゼ C（α - 毒素）の活性が濾紙より拡散した抗α - 毒素によって中和され，レシチナーゼ反応が起こらなくなる（レシチナーゼ反応阻止帯が認められる）．

＊日本ではニッスイで市販されていたが，現在発売中止となっている．

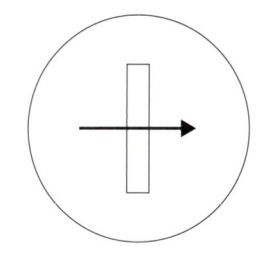

■ リパーゼ反応

機序：菌が産生するリパーゼにより卵黄中の遊離の中性脂肪がグリセロールと不溶性の脂肪酸に加水分解されるため，コロニーの周囲のごく狭い領域に真珠様あるいは水面に落とした油滴様の輝きを呈する．
方法：卵黄加 CW 寒天培地に孤立したコロニーをつくるように画線培養する．
35℃，24 〜 48 時間，嫌気培養する．
判定：コロニーの周囲に真珠様光沢または油滴様光沢が観察されたらリパーゼ反応陽性とする．

■ 簡易同定キットによる嫌気性菌の同定

Api 20A（24 〜 48 時間判定：シスメックス・ビオメリュー社），RapID 32A（4 時間判定：シスメックス・ビオメリュー社），Crystal ANR（4 時間判定：BD 社），RapID ANAII（4 時間判定：アムコ社）などがあり，仕様書に準拠して実施すること．

表Ⅴ-15 市販されている主な嫌気性菌用分離培地

	培地の商品名	会社名	対象菌種
非選択培地	血液不含培地 　ABCM寒天培地 　変法GAM寒天培地 血液加培地 　ブルセラHK寒天培地 　　（RS） 　アネロコロンビアウサギ 　　血液寒天培地	栄研 ニッスイ 極東 BD	嫌気性および好気性菌全般 嫌気性および好気性菌全般 嫌気性および好気性菌全般 嫌気性および好気性菌全般
選択培地	PEA（フェニルエチルアルコール）加ブルセラHK寒天培地（ウサギ） PV (paromomycin-vancomycin) 加ブルセラHK寒天培地（ウサギ） BBE寒天培地 変法FM培地 抗菌薬含有CW寒天培地 CCFA寒天培地* CCMA寒天培地*	極東 極東 極東，BD ニッスイ 栄研，ニッスイ 栄研，BD ニッスイ	嫌気性菌全般 嫌気性Gram陰性桿菌 *Bacteroides fragilis* group *Fusobacterium* spp. *Clostridium perfringens* *Clostridium difficile* *Clostridium difficile*

*カラー口絵Ⅴ-39参照

（千田俊雄）

V 主要細菌の検査法

14 マイコプラズマ属 (*Mycoplasma*)

目的 マイコプラズマ肺炎の起因菌である *Mycoplasma pneumoniae* の分離および鑑別・同定法を学ぶ（**図V-29**，**表V-16**）．

図V-29 *Mycoplasma pneumoniae* の分離同定

```
                    咽頭スワブ
            保存培地（-80℃保存 → 37℃融解）
                         │
        ┌────────────────┼────────────────┐
   非選択培地          （二層培地）         選択培地
   フェノール赤含有    37℃，1～2週間培養    メチレン青含有
   PPLO ブロス                              PPLO ブロス
                                           青色
   PPLO 寒天培地 ←
                                           黄緑色*
                         │
        PPLO 寒天培地（上層部の0.3mlを塗布後，好気培養）
              コロニー形態，血球吸着試験
                         │
                        同定
                     PPLO ブロス
              ブドウ糖，アルギニン分解能
              GI (growth inhibition) テスト
```

* *M.pneumoniae* の増殖

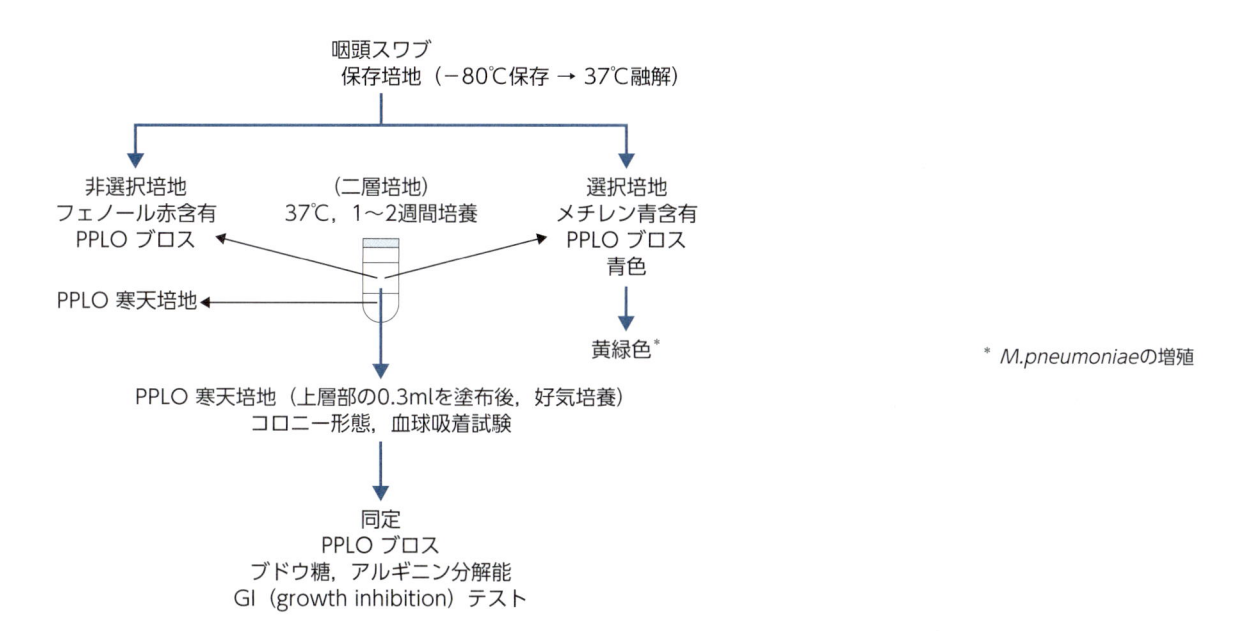

表V-16 ヒトから分離される *Mycoplasma* および *Ureaplasma* の主な性状

種類	集落	ブドウ糖分解能	アルギニン分解能	尿素分解能	モルモット血球吸着能	ヒツジ血球溶血能	気道	泌尿・生殖器
M.pneumoniae	桑の実状	+	−	−	+	+ (β)	+	−
M.orale	目玉焼き状	−	+	−	−	−	+	−
M.salivarium	目玉焼き状	−	+	−	−	−	+	−
M.hominis	目玉焼き状	−	+	−	−	−	+	+
M.fermentans	顆粒状	+	+	−	−	−	+	+
M.genitalium	遅発育性	+	−	−	+	+ (β)	−	+
U.urealyticum	微小集落	−	−	+	−	+[w]	+	+

代謝 / 寄生部位

+[w]：弱いβ溶血

実習項目	<必須> ① PPLO 寒天平板上のコロニーの光学顕微鏡による観察 ② PPLO 寒天平板上のコロニーの染色標本作製と光学顕微鏡による観察 <選択> ①血球吸着試験 ②生化学性状による鑑別（ブドウ糖分解能，アルギニン分解能） ③ growth inhibition test（GI test：発育阻止試験）

使用菌株	ⓐ *Mycoplasma pneumoniae* ⓑ *Mycoplasma salivarium*

実習方法	①培地の作製 表V-17に示すとおり． ②試薬の作製 表V-18に示すとおり．

表V-17　PPLOブロスおよびPPLO寒天培地の作製法

PPLO ブロス	PPLO 寒天培地
PPLOブロス（基礎培地）……………… 2.1g 精製水 …………………………………65ml 121℃，15分間滅菌後，50℃に保温，下記の組成を無菌的に添加する	PPLO寒天培地（基礎培地）………… 3.5g 精製水 …………………………………70ml 121℃，15分間滅菌後，50℃に保温，下記の組成を無菌的に添加する
25％酵母エキス ……………………… 10ml 2.5%酢酸タリウム溶液……………………1ml 10万単位/mlペニシリンG ……………… 1ml ウマ血清（56℃，30分間非働化）………20ml	25% 酵母エキス………………………… 10ml 2.5% 酢酸タリウム溶液 …………………1ml 10万単位/mlペニシリンG……………… 1ml ウマ血清（56℃，30分間非働化）……20ml
10 ％ ブドウ糖溶液 ……………………… 5ml （10 ％アルギニン塩酸塩溶液………… 5ml） 1 ％ フェノール赤溶液……………………0.2ml （ 1 ％メチレン青溶液……………………0.2ml） （最終的にpH7.6〜7.8に調製する） ネジ口つき小試験管に5mlずつ無菌的に分注	滅菌シャーレに上記の培地を無菌的に適量分注し，寒天が固化したら培地表面を軽く乾燥

表V-18　Bouin 固定液および Giemsa 染色液の作製法

Bouin 固定液	Giemsa 染色液（当日調製）
ピクリン酸飽和液…………………… 75ml ホルマリン原液 ……………………… 25ml 酢酸 …………………………… 5ml 濾過する	Giemsa原液 ……………………… 5ml 1/15 M リン酸緩衝液 …………… 95ml

③分離培養

準備：あらかじめPPLOブロスで培養したⓐⓑ菌株，PPLO寒天平板2枚，コンラージ棒，アルコール

方法：PPLOブロスで培養したⓐⓑの2菌株をPPLOブロスで400〜500倍に希釈し，メンブランフィルタ（0.22または0.45μm）で濾過したのち，PPLO寒天平板上にその50〜100μlを接種し，アルコール火炎滅菌したコンラージ棒でよく広げたあと，湿潤下で1〜2週間，ⓐは好気培養，ⓑは嫌気培養（ガスパック法）する．

<必須>

① PPLO寒天平板上のコロニーを顕微鏡により観察する（☞**カラー口絵V-40，-41**）．

準備：ⓐⓑ菌株それぞれの孤立したコロニーが形成されたPPLO寒天平板，光学顕微鏡

方法：・シャーレの底が上になるようにしてステージのところに置く．
　　　・コンデンサを十分下げる．
　　　・対物レンズをできるだけ下げ，寒天平板裏面に近づけたあと，寒天平板上の集落に焦点が当たるように対物レンズを少しずつ上げていく．
　　　・孤立したコロニーを40〜100倍率で観察し，スケッチせよ．

② PPLO寒天平板上のコロニーの染色標本をつくり，顕微鏡で観察する（☞**カラー口絵V-42，-43**）．

A. impression（捺印）法

準備：ⓐⓑ株それぞれのコロニーが形成されたPPLO寒天平板，カッター（またはマイクロスパーテル），スライドガラス，Bouin（ブアン）固定液，白金線，Giemsa（ギムザ）液，光学顕微鏡

方法：・寒天平板から寒天片（約1.5×1.5cm）をアルコール火炎滅菌したカッターで切り出す．
　　　・寒天片を，集落がある面を下に向けてスライドガラスの中央に置く．
　　　・Bouin固定液を寒天片の四方周囲に十分かけ，20分間固定する．
　　　・軽く水洗する．
　　　・白金線で寒天片を取り除く．
　　　・Giemsa液〔またはDienes（ディーネス）液〕をたっぷりスライドガラス上にのせる．2分間染色する．
　　　・軽く水洗，乾燥する．
　　　・鏡検：100〜400倍率で観察し，スケッチせよ．

B. hot water fixation technique method（熱水固定法）

準備：ⓐⓑ菌株それぞれの孤立したコロニーが形成されたPPLO寒天平板，カッター，スライドガラス，Bouin固定液，蒸留水入りビーカー（100ml用），Giemsa液，光学顕微鏡

方法：・寒天平板から寒天片（約1.5×1.5cm）を切り出す．

- 寒天片を，集落がある面を下に向けてスライドガラスの中央に置く．
- Bouin液を寒天片の四方周囲に十分かけ，20分間固定する．
- ビーカー（100ml用）に蒸留水を適当量入れ，80℃くらい（沸騰は避ける）まで加熱したのち，寒天片が上になるようにスライドガラスをビーカーの加温水の中に置き，さらに加熱し（約100℃くらい：突沸は避ける），寒天を溶かす．
- Giemsa液（またはDienes液）をたっぷりスライドガラス上にのせる．2分間染色する．
- 軽く水洗，乾燥する．
- 鏡検：400倍率で観察し，スケッチせよ．

＜選択＞

①血球吸着試験

培養平板上に0.5％モルモットまたはニワトリ赤血球浮遊液を注ぎ，約30分間静置したのち，血球浮遊液を捨て，さらにPBS（リン酸緩衝生理食塩液）で軽く寒天表面を洗って，顕微鏡（40倍率）でコロニーを観察する．コロニーに赤血球が吸着していれば血球吸着陽性とする．

②生化学性状による鑑別（ブドウ糖分解性，アルギニン分解性）（☞**カラー口絵V-44**）

ブドウ糖加またはアルギニン加PPLOブロス5ml（キャップつきネジ口小試験管）に前培養液1mlまたは培養寒天平板からの寒天片を加え，キャップをしっかり締めたのち，14日間，37℃，好気培養する．

- ブドウ糖分解性　　陽性：著明なpHの低下（橙赤色→黄色）．
　　　　　　　　　　陰性：培地の色が変化しない．
- アルギニン分解性　陽性：pHが0.5以上の上昇（橙赤色→赤色）．
　　　　　　　　　　陰性：培地の色が変化しない．

③ growth inhibition test（GI test：発育阻止試験）

PPLOブロス培養液の300μlをPPLO寒天培地上の全面に広げたのち，軽く乾燥し，*Mycoplasma pneumoniae*抗血清を浸み込ませた円形ディスクを中央に置き，37℃，好気培養する．ディスクの周囲に発育阻止帯が生じたら*Mycoplasma pneumoniae*として同定される．

（千田俊雄）

VI

病原真菌の検査法

1 病原真菌の検査法

VI 病原真菌の検査法

実習の目標

酵母または酵母様真菌と糸状菌の性質の違いを理解し，各種真菌の分離培地上に発育した集落の特徴および形態学的な違いによる鑑別方法を学ぶ．

1 真菌検査の概要

真菌検査の概要は図VI-1に示すとおりである．

図VI-1 真菌検査の概要

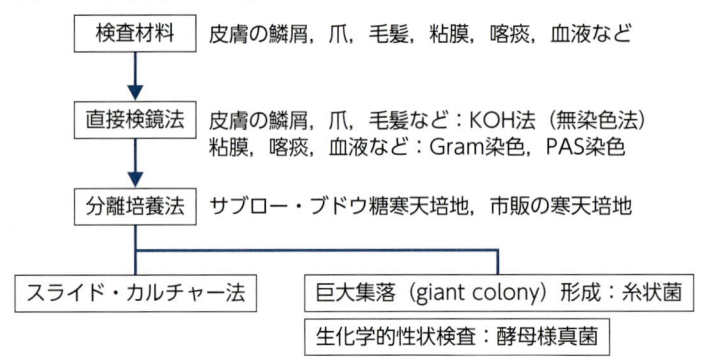

```
検査材料 → 皮膚の鱗屑，爪，毛髪，粘膜，喀痰，血液など
  ↓
直接検鏡法 → 皮膚の鱗屑，爪，毛髪など：KOH法（無染色法）
             粘膜，喀痰，血液など：Gram染色，PAS染色
  ↓
分離培養法 → サブロー・ブドウ糖寒天培地，市販の寒天培地
  ├─ スライド・カルチャー法
  ├─ 巨大集落（giant colony）形成：糸状菌
  └─ 生化学的性状検査：酵母様真菌
```

■ 直接検鏡法

簡便で迅速に実施できる検査法である．しかも，検体中に真菌の寄生形態が観察されれば，汚染真菌と誤ることなく起因真菌と確認できるため，診断的意義は大きい．表在性真菌症における鱗屑などの皮膚検体や粘膜検体の検査には，従来から**苛性カリスライド法（KOH法）**が広く用いられている．真菌要素が観察しにくい場合は，クロラゾールブラックEを0.1％濃度にKOH液に添加して染色を施す方法もある．これらの方法によって，鱗屑中に皮膚糸状菌特有の真菌要素（特に菌糸）の存在が証明されれば，皮膚糸状菌症と診断される．また，喀痰・胸水・髄液などのように検査材料が液状の場合は，乾燥，固定後，Gram染色およびPAS染色などが行われる．クリプトコックス症を疑っている場合は，**墨汁染色**を行うと莢膜が確認しやすくなる．

KOH法（無染色法）
①スライドガラスに検査材料をのせる．
②カバーガラスをかける．
③20～30％KOHをカバーガラスの縁から滑り込ませて，しばらく放置する．
④角質が透明化したところでカバーガラスの上に濾紙などをのせて，指で圧を加えて薄くのばすようにする．
⑤はじめは，弱拡大で視野を暗めにして検鏡し，真菌を認めたら強拡大にし，視野を明るくして形態を観察し確認する．

■ 培養検査

真菌の分離培養培地は，各メーカから粉末培地あるいは生培地として市販されている．

一般的な培地としては，**サブロー・ブドウ糖寒天培地**（サブロー寒天培地として市販されている）がよく用いられている．また，混在している雑菌の発育を抑えるときは，クロラムフェニコールを50～100μg/ml添加して用いる．その他の分離培地としてポテト・デキストロース寒天培地がある．しかし，栄養素が乏しいため，発育が困難な真菌や臨床材料からの初代培養には，ブレインハートインフュージョン（BHI）寒天培地を用いる．さらに5％の割合でヒツジ血液を添加する場合もある．

酵母様真菌のうち*Candida*を分離するための培地として，各種基質に対する真菌の酸化還元能の違いから酸化還元色素の発色色調の違いを利用したCHROMagar™ *Candida*（関東化学社），カンジダGE培地（日水製薬社），カンジダGS培地（栄研化学社）などが市販されている．また，糸状菌のうち*Aspergillus*の分離培地としてツァペック・ドックス寒天培地などがある．

真菌を培養する温度は，35℃と25℃の併用がよいとされている．発育は，真菌の種類によって異なるが，通常は2～5日で発育してくる．

■ スライド・カルチャー法（のせガラス培養法）

＜準備＞
①ガラス製シャーレの底に濾紙（2枚）を入れ，次にU字管，スライドガラス，カバーガラスを順次，入れたあと，乾熱滅菌する．
②コーンミール・ツイーン80寒天培地（酵母様真菌）またはサブロー・ブドウ糖寒天培地（糸状菌）を作製する．シャーレの裏面にマジックインキで縦横約1cmの幅で線を引く．
③先端をL字型に折り曲げた白金線，カッターナイフ，スパーテル，滅菌スポイト，滅菌蒸留水を準備する．

＜方法＞
図Ⅵ-2に示すとおり．

図Ⅵ-2 スライド・カルチャー法

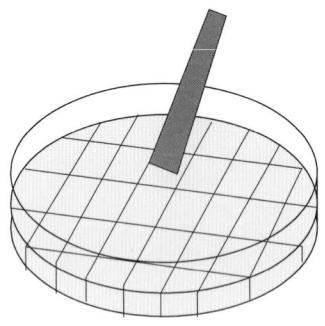

① 約1cmの幅で寒天培地をカッターで切り，スパーテルで取り出す

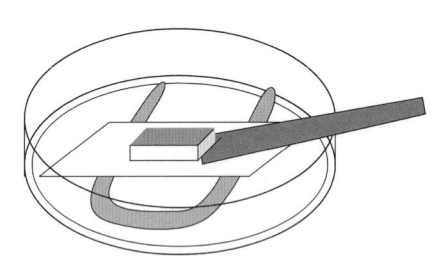

② 約1cm角の寒天培地片を乾熱滅菌しておいたスライドガラスの上にのせる

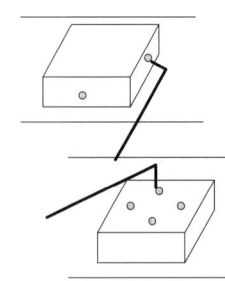

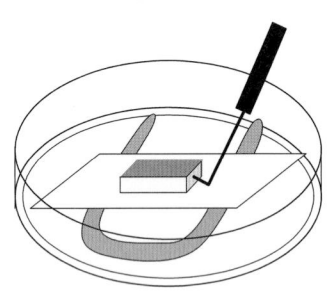

糸状菌の場合は寒天培地の横面に接種する

酵母様真菌の場合は寒天培地の上の面に接種する

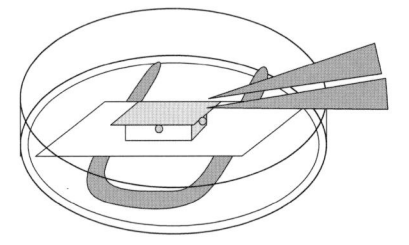

③ 寒天培地の各面にL字型白金線を用いて真菌を接種する

④ 寒天培地の上に滅菌したカバーガラスをピンセットでのせる

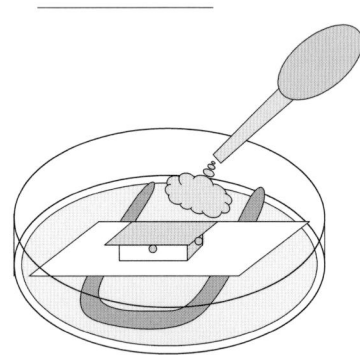

⑤ シャーレの底の濾紙が十分浸る程度に滅菌蒸留水をスポイトで注ぐ

⑥ シャーレの蓋をして25℃，3日間培養する．発育の遅い真菌の場合は様子をみながら培養を行う

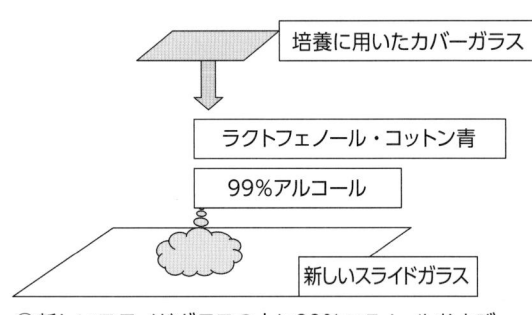

培養に用いたカバーガラス
ラクトフェノール・コットン青
99％アルコール
新しいスライドガラス

⑦ 新しいスライドガラスの上に99％エタノールおよびラクトフェノール・コットン青染色液をそれぞれ1滴落とし，カバーガラスを取り外してのせる

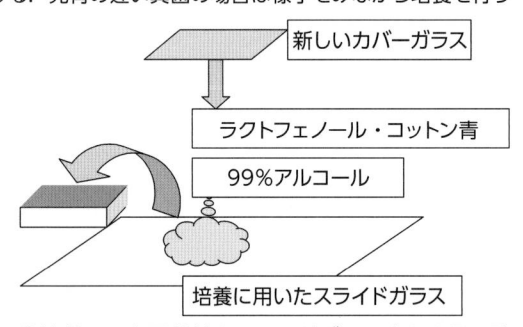

新しいカバーガラス
ラクトフェノール・コットン青
99％アルコール
培養に用いたスライドガラス

⑧ 培養した寒天培地をスライドガラス上から取り除き，99％エタノールおよびラクトフェノール・コットン青染色液をそれぞれ1滴落とし，新しいカバーガラスをのせる

[ラクトフェノール・コットン青染色]
乳酸	20ml
結晶フェノール	20g
グリセロール	40ml
蒸留水	20ml
コットン青	0.005g（または1％水溶液）　よく混合する

染色液に含まれている成分の乳酸は固定を目的として加えてあるが，観察にじゃまなものを除き，真菌の構造を保護する働きもある．フェノールは殺菌剤として働く．グリセロールは乾燥を防ぎ，コットン青は真菌を染めて形態をはっきりさせる

(北尾孝司)

2 病原性酵母

<形態>

酵母の外形は，円形，楕円形，卵円形，レモン形などさまざまであり，一般的には直径3～4μmの大きさである．病原性酵母のなかで代表的な*Candida albicans*は，発育条件に依存して菌糸状形態（菌糸形）と酵母状形態（酵母形）のいずれか一方をとって発育する**二形性真菌**である．

二形性真菌の多くは，**腐生的条件下**（自然界や通常培地）では菌糸形で，**寄生的条件下**（生体組織内）では酵母形で発育する．しかし，*Candida albicans*は腐生的条件下では酵母形で発育し，寄生的条件下では菌糸形で発育するため，臨床材料からの直接検鏡では**仮性菌糸**の存在が重要である．仮性菌糸は，出芽胞子が長形となり，かつ鎖状に連なったものをいう．仮性菌糸は菌糸幅が等しくなく，節目のくびれが観察される（図Ⅵ-3）．

図Ⅵ-3　酵母様真菌の出芽，仮性菌

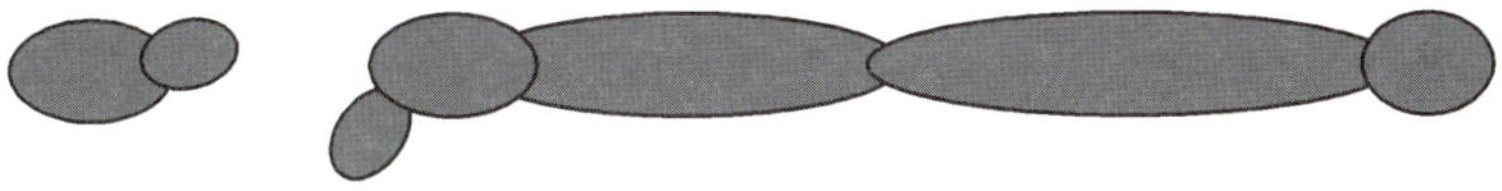

*Cryptococcus*は，莢膜をもっているため染色性が不明確である．このような場合には，墨汁染色を行うと，球状の細胞を取り囲んだ莢膜の部分は明るくぬけて観察される（図Ⅵ-4）．

図Ⅵ-4　墨汁染色（*Cryptococcus*）

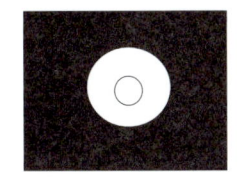

■ 培養検査

酵母を分離培養する培地は，各社から粉末培地あるいは生培地として市販されているので，使いやすい培地を選択するとよい．サブロー・ブドウ糖寒天培地を用いて35℃で2～3日間培養すると，*Candida albicans*はすみやかに発育し，乳白色～黄白色のクリーム状，表面は平滑な円形隆起性の集落を形成する（図Ⅵ-5-a）．他の*Candida*の場合もほぼ同様であるが，*Candida glabrata*などは発育がやや遅い．

図Ⅵ-5　培養検査
a：サブロー・ブドウ糖寒天培地に発育した*Candida albicans*, b：CHROMagar™に発育した*Candida albicans*, c：CHROMagar™に発育した*Candida parapsilosis*

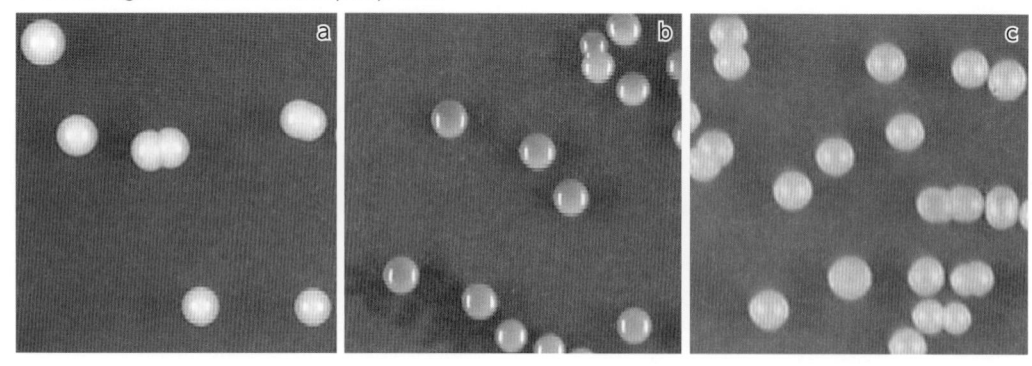

　また，*Candida*は，菌種によって代謝能が異なるため，それを利用して菌種に特有の色調の集落を形成する培地を用いると菌種を推定することができる．たとえばCHROMagar™*Candida*（関東化学社）を用いて35℃で2～3日間培養すると，*Candida albicans*は緑色（図Ⅵ-5-b），*Candida parapsilosis*は黄白色～淡紅色（図Ⅵ-5-c），*Candida tropicalis*はメタリックブルー色を呈する（☞**カラー口絵Ⅵ-1**）．

■ スライド・カルチャー法

*Candida*の同定法の一つとして，仮性菌糸の先端部に厚膜胞子形成の有無や分芽型分生子のつき方の違いによって形態学的に鑑別することができる．そこで，コーンミール・ツイーン80寒天培地を用いて25℃，72時間培養したあとに顕微鏡で観察する．

Candida albicans：仮性菌糸には隔壁がみられ，その先端部分に壁の厚い大きな厚膜胞子を形成する．隔壁部にブドウの房状に集まった分芽型分生子がみられる（図Ⅵ-6-a, -b）．

Candida parapsilosis：仮性菌糸には隔壁がみられ，厚膜胞子の形成はない．分芽型分生子は仮性菌糸に沿って単独または数個集まった状態で形成される（図Ⅵ-6-c）．

図Ⅵ-6　ラクトフェノール・コットン青染色による形態観察像
a：*Candida albicans*（×200），b：*Candida albicans*（×400），c：*Candida parapsilosis*（×200）

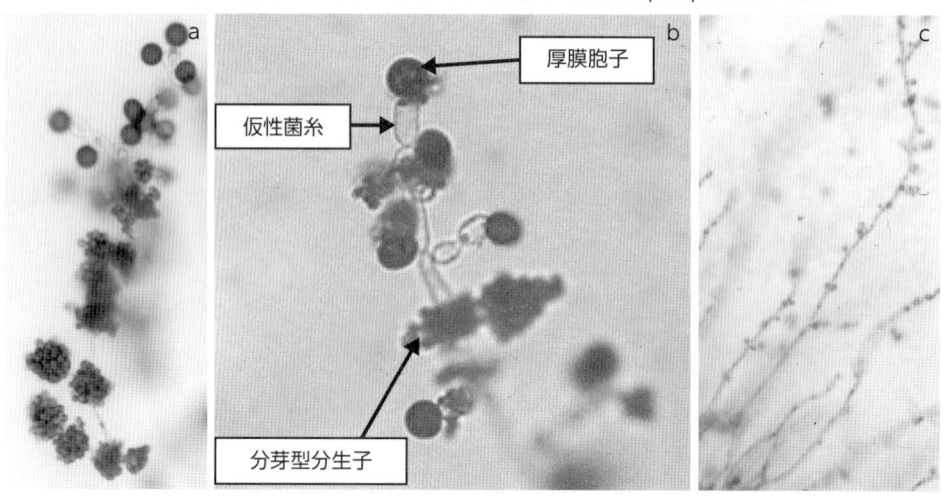

（北尾孝司）

3 糸状菌

<形態>

糸状菌は，菌糸と呼ばれる分岐性フィラメント状の多細胞性構造体である．皮膚糸状菌症（白癬）では，患部から採取した鱗屑・痂皮・爪・毛髪などの検体を直接検鏡することにより迅速に診断が可能である．糸状菌を観察する場合は，隔壁をもつ菌糸がみられ，その幅の等しい節がある．糸状菌の真性菌糸と酵母様真菌における仮性菌糸を見分けることが大切である．

■ 培養検査

皮膚糸状菌の検出を目的とした鱗屑・痂皮・爪・毛髪などの検体の場合は，平板培地または中試験管で作製した斜面培地に3カ所接種する．また，検査材料が液状の場合は，細菌検査と同様に平板培地に画線塗布する．培養は，35℃と25℃の併用で3〜5日間培養する．

発育がみられたら，その一部をカギ型の白金線を用いて釣菌し，平板培地の中心部に接種し**巨大集落（giant colony）**を形成させる．糸状菌の巨大集落形成は，集落の詳細な観察が可能となり，菌種の鑑別に役立つ．巨大集落の観察のポイントは，発育速度，集落の表面，集落の色調などである．

Aspergillus

Aspergillus fumigatus：培地上での発育は速く，集落表面はベルベット状〜綿毛状，集落形成の初期は白色で，のちに灰色に変わる（図Ⅵ-7，☞**カラー口絵Ⅵ-2**）．

図Ⅵ-7　*Aspergillus fumigatus*
a：サブロー・ブドウ糖寒天培地，b：ツァペック・ドックス寒天培地，c：CHROMagar™を用いて，25℃にて10日間培養した

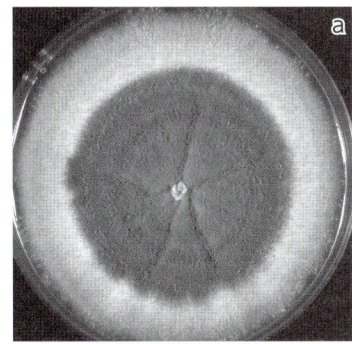

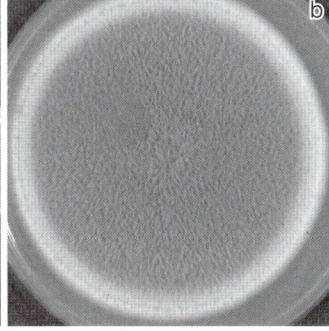

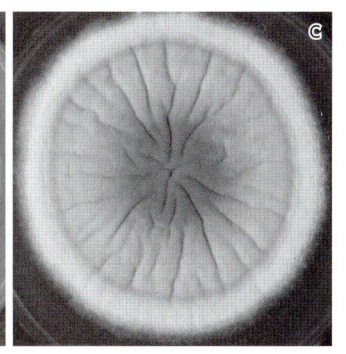

Aspergillus niger：培地上での発育は速く，集落の表面は顆粒状または羊毛状，集落形成の初期は白色〜黄色，次第に黒色に変わる（図Ⅵ-8，☞**カラー口絵Ⅵ-3**）．

Aspergillus flavus：発育速度は菌株によって異なり，発育の速い株から遅い株まで一様ではない．発育集落の表面は，羊毛状から綿毛状，集落形成の初期は黄色で，すみやかに濃淡さまざまな黄緑色〜青緑色に変わる．

図Ⅵ-8 *Aspergillus niger*
a:サブロー・ブドウ糖寒天培地，b:ツァペック・ドックス寒天培地，c:CHROMagar™を用いて，25℃にて10日間培養した

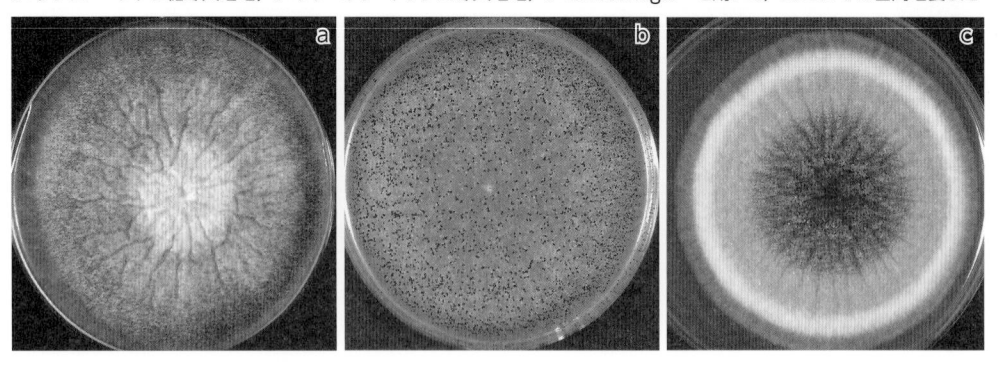

皮膚糸状菌

皮膚糸状菌症の起因菌として，*Trichophyton rubrum*, *Trichophyton mentagrophytes*, *Microsporum canis*, *Microsporum gypseum*, *Epidermophyton floccosum*がほとんどを占める．このなかでもとりわけ重要な菌種は，白癬菌の*Trichophyton rubrum*と*Trichophyton mentagrophytes*である．これらの菌種については，発育集落を表面からみただけでは区別がつきにくいが，裏面を観察することによって菌種によって特徴的な色調が観察される．

*Trichophyton rubrum*の典型的な菌株の発育集落は，鮮紅色の色素を産生する．一方，*Trichophyton mentagrophytes*では色素産生はみられないが，集落の裏面が黄色〜淡褐色の色調を呈する点で異なる（**図Ⅵ-9，☞カラー口絵Ⅵ-4**）．

図Ⅵ-9 *Trichophyton mentagrophytes*をサブロー・ブドウ糖寒天培地を用いて25℃にて25日間培養
a:巨大集落の表面，b:巨大集落の裏面

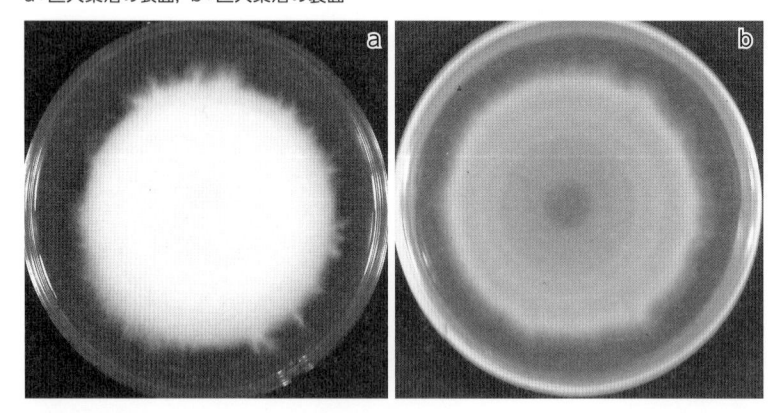

■ スライド・カルチャー法

Aspergillus

分岐していない**分子柄**は，先端が肥大して半球形または球形の**頂嚢**になる．頂嚢はフラスコ状をした**フィアライド**でおおわれている．また，フィアライドは単列性とメツラという細胞に支えられている複列性がある．さらに，フィアライドには球状の分生子がついている．したがって，*Aspergillus*の菌種を鑑別するポイントは，頂嚢の形態とフィアライドの配列性，フィアライドが頂嚢を部分的または全体的におおっているかどうかによる．

Aspergillus fumigatus：頂嚢は半球形である．フィアライドは単列性で，頂嚢上半分のみにみられ，その先端に分生子が鎖状にくっついている（図Ⅵ-10-a）．

図Ⅵ-10　ラクトフェノール・コットン青染色による形態観察像
a：*Aspergillus fumigatus*（×400），b：*Aspergillus niger*（×400），c：*Aspergillus niger*（×200）

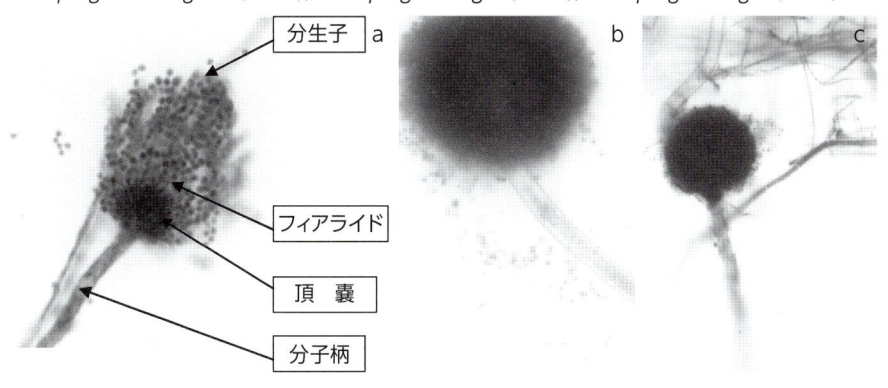

Aspergillus niger：頂嚢は球形である．フィアライドはメツラに支えられている複列性で，頂嚢全体にみられ，その先端に分生子が鎖状にくっついている（図Ⅵ-10-b，-c）．

Aspergillus fiavus：頂嚢は球形である．フィアライドは，単列性とメツラに支えられている複列性の株がある．また，フィアライドは頂嚢のほぼ全体にみられ，その先端に分生子が鎖状にくっついている．

白癬菌

菌糸が有隔性であるかどうか．大分生子および小分生子の形態の観察が重要である．さらに，大分生子においては壁の厚さや何個の細胞に区切られているかについて観察する．

Trichophyton mentagrophytes：菌糸は隔壁をもつ．大分生子は腸詰状で2～8の細胞に区切られている．単性側生小分生子，小分生子はブドウ状のものが多い．らせん体もみられる．

Trichophyton rubrum：菌糸は隔壁をもつ．大分生子は棍棒状で4～8の細胞に区切られている．単性側生小分生子，小分生子はゴマ状である．

小胞子菌

菌糸が有隔性であるかどうか．大分生子および小分生子の形態の観察が重要である．さらに，大分生子においては壁の厚さや房室が何個に区切られているかについて観察する．

Microsporum canis：菌糸は隔壁をもつ．大分生子は多くみられ，外膜は厚く粗造で中央のふくらみがあり，房室は10個程度に区切られている．しかし，未熟なものは細かく房室は不明瞭である．小分生子は棍棒状であまり多くない．

（北尾孝司）

VII

検査材料別検査法

1 検査法の概略

VII 検査材料別検査法

検査材料

本来無菌の検査材料と常在菌の混入が考えられる検査材料がある（表VII-1）．

表VII-1 本来無菌の検査材料と常在菌が混入する検査材料

本来無菌の検査材料	血液，髄液，穿刺液など
常在菌が存在あるいは混入する検査材料	尿，糞便，喀痰，咽頭・鼻咽腔粘液，膿・分泌物など

■ 本来無菌の検査材料

検査材料が正しく採取されていれば，検出された菌は病原菌と推定できる．本来無菌の検査材料では，穿刺部位の皮膚の常在菌混入が汚染の原因となりやすいので，穿刺部位の消毒を十分に行う．

本来無菌の検査材料は，好気培養と嫌気培養の両方を行う．

血液

採血後，素早く血液培養ビンに接種する．

髄液

検体採取後，肉眼的所見の観察，沈渣の染色標本の観察を行うことにより，起因菌の推定ができることもある．

■ 常在菌が存在あるいは混入する検査材料

常在菌が存在する検査材料（糞便，咽頭・鼻咽腔粘液など）や，通常の採取方法では常在菌が混入する検査材料（尿，喀痰）では，検出された菌が起因菌か常在菌かを判断しなければならない．そのためには，患者さんの情報，検査材料の肉眼的な観察，塗抹染色標本での細胞を含めた観察，検出された菌種の病原性を総合的に判断できる知識が必要である．

尿

検査材料の肉眼的観察を行う．遠心せずに1白金耳をスライドガラスに広げないよう置き，Gram染色を行うことにより，標本から菌数の推定ができる．遠心沈渣からのGram染色標本細胞の状況を観察する．また，生菌数がわかるような培養方法を選ぶ．尿路感染症の検査においては，尿中の生菌数が10^5/ml以上であれば起因菌と判定する．ただし，抗菌薬の服用などで生菌数が減少していることもあるので，患者さんの情報も参考にして判断する．また，全身性の感染

症（腸チフスなど）の尿の検査では，検出した菌の生菌数が少なくても病原性がある．

糞便

検査材料の肉眼的観察で推定できる感染症がある．一般に塗抹検査は行われないが，カンピロバクター腸炎を疑う場合はGram染色を行うことにより感染を推定できる．患者さんの情報，検査材料の肉眼的観察，塗抹染色の結果により疑われる感染症を絞り込み，必要な培地に接種する．起因菌かどうかは分離された菌の種類と患者さんの状態から総合的に判断する．

喀痰

検査材料の肉眼的観察で検査材料として適しているかどうかを判断する．また，塗抹標本でも白血球と扁平上皮細胞の数を確認して，検査材料として適しているかどうかを判断する．検査材料として不適な場合，再提出してもらうこともある．患者さんの状態，塗抹染色所見，分離された菌種を総合的に判断して起因菌かどうか判定する．

検査

A. 常在菌が存在する検査材料の染色標本による検査

無菌の検査材料から菌が検出されれば，病原菌と推定できるが，常在菌が存在する検査材料では塗抹検査で病原菌を推定するのは困難である．しかし，一部の感染症では塗抹検査で病原菌を推定できるものもある．

■ **実習目標**

①染色標本を観察して代表的な病原菌の推定ができる．
②塗抹標本から観察に適した視野を探し出せる．

■ **染色標本**（各自にいずれか1検体が当たるように，標本は交換しながら各自すべて観察）

①結核患者の喀痰のZiehl-Neelsen（チール・ネールゼン）染色をした塗抹標本
②肺炎球菌による肺炎患者（または肺炎球菌とインフルエンザ菌の混合感染の肺炎患者）の喀痰のGram染色をした塗抹標本
③淋病患者の尿道分泌物のGram染色をした塗抹標本
④カンピロバクター腸炎患者の糞便のGram染色をした塗抹標本

■ **観察と判定**（☞**カラー口絵Ⅶ-1～-4**）

①細胞の状況を観察する．
　・抗酸菌が認められる視野を出す．
　・抗酸菌の構造を観察する（ムック顆粒によりレンサ球菌のようにもみえる）．
　・標本全体を観察して菌数を推定する．
②白血球と上皮細胞の数の比率を観察する．
　・肺炎球菌の認められる視野を出す．
　・肺炎球菌の形態（ランセット型）を観察する．

・莢膜により菌の周囲が染色されていない菌を観察する．
③白血球の状態を観察する．
・白血球内にGram陰性球菌が認められる視野を出す．
・淋菌（*N. gonorrhoeae*）の双球菌状の配列を観察する．
④標本全体を観察しカンピロバクターの観察できる視野を出す．
・カンピロバクター独特の形態を観察する．

B．喀痰が検査材料として適しているかどうかの判定

喀痰の採取では，どうしても唾液が混入する．この唾液の混入は少ないほうが培養結果の信頼性が高くなる．検査材料のほとんどが唾液の場合は，再度検査材料の提出をお願いしなければならないこともある．

■ 実習目標

喀痰が検査材料として適しているかどうか判断できる．

■ 染色標本（各自にいずれか1検体が当たるように，標本は交換しながら各自両方を観察）

①唾液の成分が多く検査材料として不適な喀痰のGram染色標本
②喀痰として適している検査材料のGram染色標本

■ 観察と判定

標本を数視野観察して，細胞の状況をGecklerの分類（**表Ⅶ-2**）に基づき分類する．

表Ⅶ-2 Gecklerの鏡検所見に基づく分類

群	細胞数／視野（×100倍）	
	白血球	扁平上皮
1	<10	>25
2	10〜25	>25
3	>25	>25
4	>25	10〜25
5	>25	<10
6	<25	<25

（石田洋一）

VII 検査材料別検査法

2 血液

図VII-1　血液の検査法

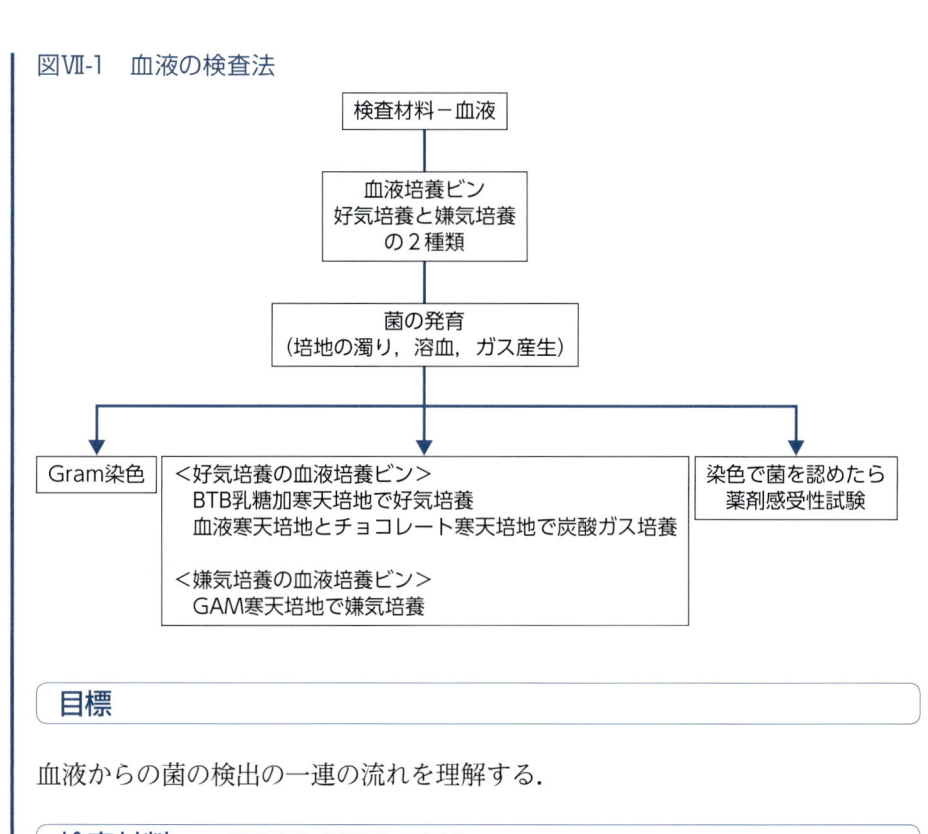

```
検査材料－血液
    ↓
血液培養ビン
好気培養と嫌気培養
の2種類
    ↓
菌の発育
(培地の濁り，溶血，ガス産生)
    ↓
┌─────────┬──────────────────────────┬─────────┐
Gram染色   <好気培養の血液培養ビン>      染色で菌を認めたら
           BTB乳糖加寒天培地で好気培養    薬剤感受性試験
           血液寒天培地とチョコレート寒天培地で炭酸ガス培養

           <嫌気培養の血液培養ビン>
           GAM寒天培地で嫌気培養
```

目標

血液からの菌の検出の一連の流れを理解する．

検査材料──模擬検体（班単位で実習）

①血液10ml（注射器に入ったもの）

実習前の課題

血液の検査法をあらかじめ調べておく．

手技

①検査材料を5mlずつ，好気培養用と嫌気培養用の2種類の血液培養ビンに接種．

②翌日以後，毎日菌の発育を調べ，発育がみられたら，好気培養した血液培養ビンから培地を注射器で抜き取り，遠心沈渣を塗抹染色とBTB乳糖加寒天培地，血液寒天培地，チョコレート寒天培地に接種する．血液寒天培地とチョコレート寒天培地は炭酸ガス培養を行う．

嫌気培養した血液培養ビンから培地を抜き取り，遠心沈渣を塗抹染色とGAM寒天培地に接種して嫌気培養を行う．

③平板に発育した菌をGram染色して，必要な同定検査や薬剤感受性検査を行う．

結果の判定 指導者から伝えられた患者さんの状況から，培養・同定の結果を総合的に判断して，検査結果を指導者に提出する．

(石田洋一)

3 髄液

VII 検査材料別検査法

髄液より検出される主な起因菌（表VII-3）

髄液は本来無菌であり，原則として細菌や真菌が検出されれば起因菌と考えられる．急性化膿性髄膜炎（結核菌以外の細菌性髄膜炎）の大部分は，内因性感染（患者体内の常在菌が起因菌）であり，患者年齢により起因菌に違いがある（表VII-4）．

表VII-3 髄液から検出される主な髄膜炎起因菌

Staphylococcus aureus CNS（コアグラーゼ陰性ブドウ球菌） *Streptococcus agalactiae* *Streptococcus pneumoniae* *Enterococcus* spp. *Neisseria meningitidis*	*Haemophilus influenzae* *Listeria monocytogenes* *Escherichia coli* *Pseudomonas aeruginosa* GNR（Gram陰性桿菌） *Campylobacter fetus* subsp. *fetus*	*Elizabethkingia meningoseptica* *Mycobacterium tuberculosis* *Cryptococcus neoformans* *Candida* spp.

表VII-4 髄膜炎の各年齢別主要起因菌

	3カ月未満	3カ月～6歳	6～60歳
Streptococcus agalactiae	◎	○	
Escherichia coli	○		
Listeria monocytogenes	○	○	○
Elizabethkingia meningoseptica	○		
Streptococcus pneumoniae		○	◎
Haemophilus influenzae		◎	○
Neisseria meningitidis		○	○
Staphylococcus aureus			○
Cryptococcus neoformans			○
CNS			○
GNR			○

◎：高頻度に検出される菌

検査手順 (図Ⅶ-2)

図Ⅶ-2 髄液検査手順

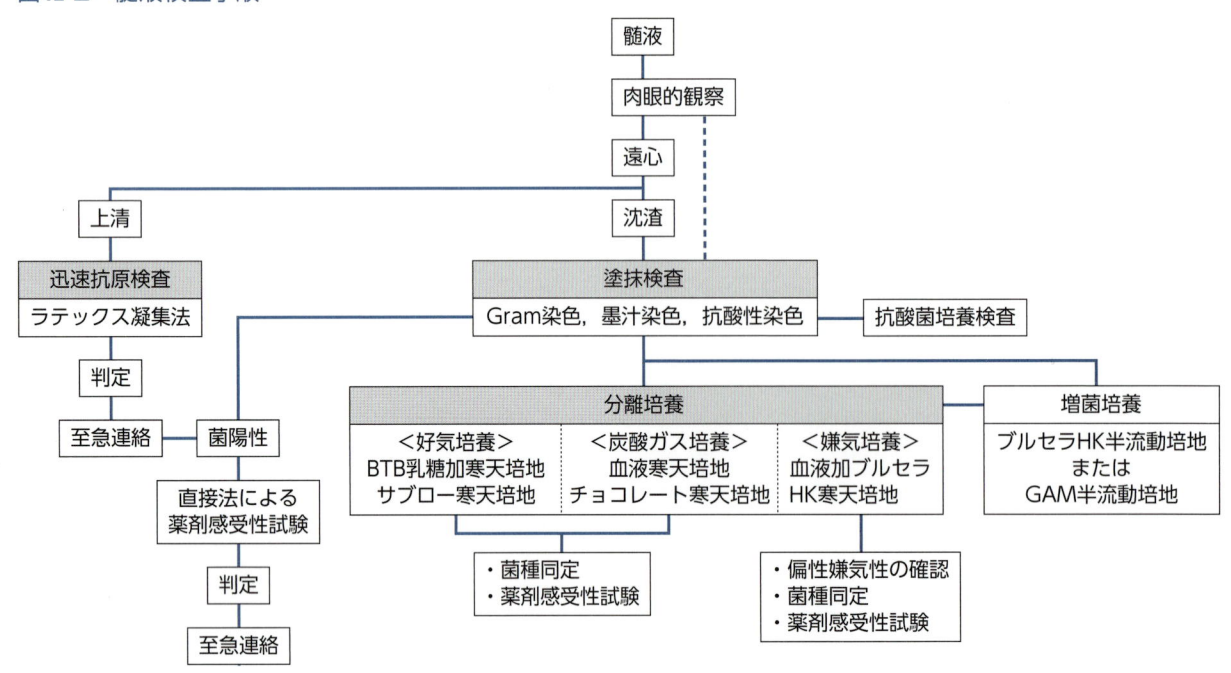

```
                        髄液
                         │
                      肉眼的観察
                         │
                        遠心
                    ┌────┴────┐
                   上清       沈渣
                    │         │
              迅速抗原検査   塗抹検査                    抗酸菌培養検査
              ラテックス凝集法  Gram染色，墨汁染色，抗酸性染色
                    │         │
                   判定       分離培養                    増菌培養
                    │    <好気培養> <炭酸ガス培養> <嫌気培養>   ブルセラHK半流動培地
                 至急連絡  BTB乳糖加寒天培地 血液寒天培地 血液加ブルセラ    または
                   菌陽性   サブロー寒天培地 チョコレート寒天培地 HK寒天培地    GAM半流動培地
                    │
              直接法による
              薬剤感受性試験
                    │           ・菌種同定        ・偏性嫌気性の確認
                   判定         ・薬剤感受性試験    ・菌種同定
                    │                            ・薬剤感受性試験
                 至急連絡
```

■ 採取と保存

抗菌薬投与前に，厳重な無菌操作下で，通常，腰椎穿刺により採取する．細菌性髄膜炎の診断には通常2 ml程度の採取量が望ましく，最低でも0.5 mlを必要とする．原則的には細胞数算定・細胞分類に200 μl，蛋白や糖などの定量検査に300 μl，微生物学的検査に1 mlが必要である．

髄液検査は採取後すみやかに行うべきであるが，やむをえない場合は37℃で保存する．

■ 肉眼的所見

正常な髄液所見は無色透明であるが，感染を惹起した場合は混濁や色調に変化がみられることが多い．特に急性期の細菌性髄膜炎では，髄液中の細胞数や蛋白量の増加に伴い，混濁し，ときに膿性を呈する．ウイルス性・真菌性・結核性髄膜炎では，細胞数が著増することは少なく，微細粒子状にのみ細胞を観察（日光微塵：sun dust）することが多い．髄液の色調が黄色を呈したものをキサントクロミーといい，ある程度時間が経過した髄液腔内の出血を示すものである．細菌性髄膜炎の場合，細胞数，細胞の種類，糖は必須の検査である．

■ 前処理

髄液は採取量が少量のことが多いが，2 ml以上採取されていれば，3,000 rpm，20分間遠心をする．遠心後，上清を細菌抗原検出の迅速検査に，沈渣を塗抹検査および培養検査に用いる．なお，細菌性髄膜

炎における髄液培養の陽性率は，その採取量が多いほど，また遠心を行うほど上昇する．

■ 塗抹検査

Gram染色を行う．鏡検で菌が認められたら，菌体の形態学的特徴と患者の年齢，基礎疾患の有無から菌種を推定し，ただちに担当医に報告する．ただし，菌数がきわめて少ない場合や，すでに抗菌薬が投与されている場合には，塗抹検査では検出されにくいことが多い．

Gram染色以外に，真菌性髄膜炎を疑う場合は墨汁染色，結核性髄膜炎を疑う場合は抗酸性染色も行う．

■ 迅速抗原検査

ラテックス凝集反応を利用した抗原検出法が用いられる．抗菌薬の前投与があり，塗抹検査で菌陰性の場合でも検出が可能である反面，抗菌薬投与による菌陰性化後も陽性が持続する点は，結果の解釈に注意が必要である．

■ 培養検査

増菌培地として，ブルセラHK半流動培地またはGAM半流動培地を用いる．分離培地としては，好気培養にはBTB乳糖加寒天培地，炭酸ガス培養には血液寒天培地およびチョコレート寒天培地を用いる．*Campylobacter*の菌群が疑われる場合には血液寒天培地を用い，37℃で微好気培養を行う．また，抗酸菌が考えられるときには1％小川培地に接種する．分離培養，増菌培養ともに菌の増殖が認められない場合でも，増菌培養は1週間以上培養を継続して観察する．

■ 薬剤感受性試験

塗抹検査で菌陽性の場合，ただちに直接法による薬剤感受性試験を行うが，翌日に間接法で必ず再検査を行い，確認する．

文献：
1) 岡田淳ほか著：臨床検査学講座 微生物学／臨床微生物学（第3版）．医歯薬出版，2011，404〜407．
2) 守殿貞夫，荒川創一 監修：ひと目でわかる 微生物検査アトラス（初版）．金原出版，2006，32〜36．
3) 小栗豊子ほか著：臨床微生物学(感染症学)に関する基礎知識 臨床病理レビュー特集 第134号．克誠堂出版，2006，21〜28．
4) 小栗豊子 編集：臨床微生物検査ハンドブック（第2版）．三輪書店，2000，47〜50．

（今西麻樹子）

VII 検査材料別検査法

4 尿

尿から検出される主な起因菌（表VII-5）

尿路感染症は最も頻度の高い感染症の一つであり，その大部分は腸管内・腟内・尿道口周囲の常在菌による内因性感染症である．通常，尿路に基礎疾患を有さない単純性尿路感染症（急性単純性膀胱炎，急性単純性腎盂腎炎）と，基礎疾患を有する複雑性尿路感染症（慢性複雑性膀胱炎，慢性複雑性腎盂腎炎）とに分類され，起因菌がある程度決まっている（表VII-6）．

一方，腎結核，チフス症（腸チフス，パラチフス），Weil（ワイル）病では，尿中に起因菌が排泄される．したがって，それらの疾患が疑われる場合には，*Mycobacterium tuberculosis*，*Salmonella* Typhiおよび*S.* Paratyphi A，*Leptospira* の検出を目的として培養を行う．また，尿道炎では*Neisseria gonorrhoeae*などが検出される．

表VII-5 尿から検出される主な起因菌

定量培養で有意に発育した場合のみ起因菌とみなされる菌種		菌数に関係なく起因菌とみなされる菌種
Escherichia coli *Klebsiella* spp. *Enterobacter* spp. *Proteus* spp. *Serratia* spp. その他の*Enterobacteriaceae*	*Pseudomonas aeruginosa* その他ブドウ糖非発酵Gram陰性桿菌 *Staphylococcus aureus* CNS（コアグラーゼ陰性ブドウ球菌） *Enterococcus* spp. *Streptococcus* spp. *Candida albicans*	*Salmonella* Typhi，*S.* Paratyphi A *Neisseria gonorrhoeae* *Mycobacterium tuberculosis* *Leptospira*

表VII-6 尿路感染症の主な起因菌

単純性尿路感染症	複雑性尿路感染症	
Escherichia coli *Klebsiella pneumoniae* その他の*Enterobacteriaceae* *Staphylococcus saprophyticus* *Enterococcus faecalis*	*Escherichia coli* *Klebsiella pneumoniae* *Serratia marcescens* *Proteus* spp. その他の*Enterobacteriaceae*	*Pseudomonas aeruginosa* その他ブドウ糖非発酵Gram陰性桿菌 *Enterococcus faecalis* *Enterococcus* spp. *Staphylococcus aureus* CNS（コアグラーゼ陰性ブドウ球菌） *Candida* spp.

VII 検査材料別検査法

検査手順 （図VII-3）

図VII-3 尿検査手順

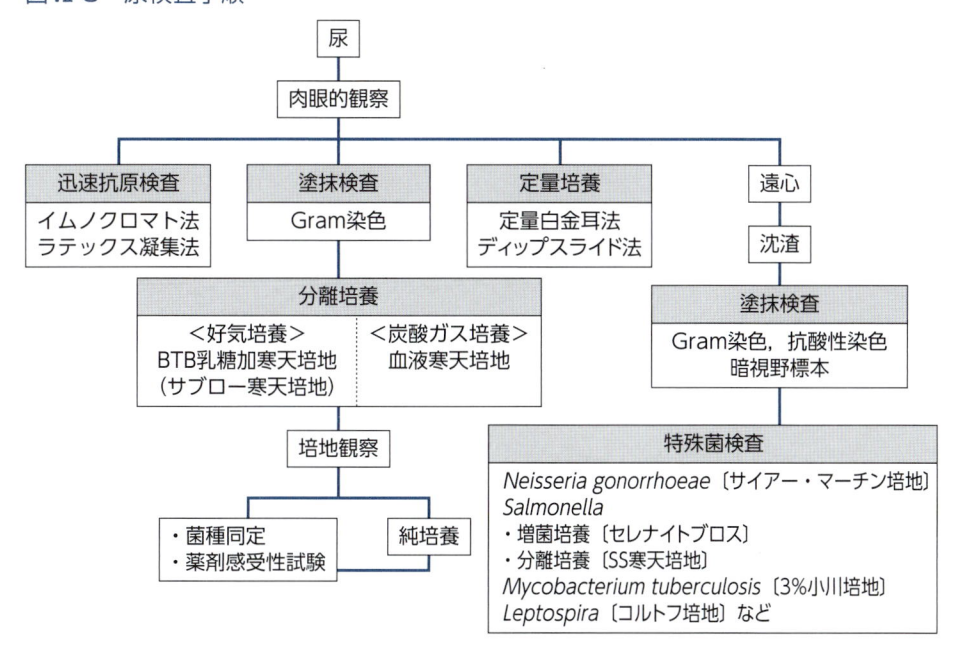

```
尿
│
肉眼的観察
├─────────┬─────────┬─────────┬─────────┐
迅速抗原検査   塗抹検査    定量培養    遠心
イムノクロマト法 Gram染色   定量白金耳法   │
ラテックス凝集法           ディップスライド法 沈渣
              │                          │
           分離培養                    塗抹検査
      ＜好気培養＞ ＜炭酸ガス培養＞    Gram染色，抗酸性染色
      BTB乳糖加寒天培地  血液寒天培地   暗視野標本
      （サブロー寒天培地）
              │
           培地観察                  特殊菌検査
              │              Neisseria gonorrhoeae〔サイアー・マーチン培地〕
        ┌─────┴─ 純培養    Salmonella
     ・菌種同定                ・増菌培養〔セレナイトブロス〕
     ・薬剤感受性試験           ・分離培養〔SS寒天培地〕
                              Mycobacterium tuberculosis〔3%小川培地〕
                              Leptospira〔コルトフ培地〕など
```

■ 採尿と保存

抗菌薬投与前，正しい採取手順で中間尿を採取する．尿路感染のある患者の尿中では，起因菌は起床時に最も多くなるため，早朝または遅くとも午前中に採尿することが望ましい．中間尿の場合，室温に放置すると陰部などからの混入菌が尿中で発育し（尿は細菌の増殖に最適な培地となる），尿路感染と誤解される可能性があるので，採取後はできるだけすみやかに検査（室温での放置は2時間以内）を行うべきである．やむをえない場合は4℃で保存し，24時間以内に検査をするが，*Neisseria gonorrhoeae*（淋菌）の検出を目的とする場合，冷蔵は厳禁である．

■ 肉眼的所見

正常な尿所見は淡黄色～黄褐色，透明である．尿路感染症がある場合は，通常，淡黄色であるが混濁していることが多く，濃尿や血尿を呈することもある．

■ 塗抹検査

尿を遠心することなく*，1滴（約10 μl）をスライドガラスに滴下，広げずそのまま乾燥させて塗抹標本を作製し，Gram染色をする．接眼レンズ10×油浸レンズ100の1,000倍率で鏡検し，≧1個/毎視野の細菌が観察されたら細菌尿（≧10^5 CFU/mlに相当），≧1個/毎視野の白血球が観察されたら膿尿とし，尿路感染を疑う．

また前述のとおり，尿路感染症は病態により起因菌がある程度決まっているので，Gram染色の鏡検所見より起因菌の推定が可能である．

*少数でも存在すれば診断の決め手となる起因菌では，遠心後の沈渣を用い，塗抹標本を作製する必要がある．

■ 迅速抗原検査

非淋菌性尿道炎の起因菌の一つである*Chlamydia trachomatis*は男性初尿を検体とし，イムノクロマト法を用いて抗原を検出する．尿路感染症以外では*Legionella pneumophila*，*Streptococcus pneumoniae*，*Haemophilus influenzae* type B（Hib）などもラテックス凝集法やイムノクロマト法を用いて尿中抗原を検出する．

■ 培養検査

定量培養：尿路感染症では，起因菌を決定するために定量培養が必要である．培養法としては定量白金耳法，ディップスライド法，混釈培養法などがある．

分離培養：好気培養にはBTB乳糖加寒天培地，炭酸ガス培養には血液寒天培地を用いる．また塗抹標本の鏡検所見から，必要に応じて適当な培地を追加する．

■ 尿定量培養結果の解釈

従来，尿路感染症の診断には一律に$\geq 10^5$ CFU/mlを用いていたが，最近では単純性尿路感染症には$\geq 10^3$ CFU/mlが用いられ，複雑性尿路感染症には$\geq 10^4$ CFU/mlが用いられている．

■ 定量培養によらない特殊菌の検査

Neisseria gonorrhoeae，*Salmonella* spp.，*Mycobacterium tuberculosis*，*Leptospira*などは菌が検出されれば菌数に関係なく診断がほぼ確定するので，尿を遠心し，その沈渣を塗抹検査および培養検査に用いる．

文献：
1) 岡田淳ほか著：臨床検査学講座　微生物学／臨床微生物学（第3版）．医歯薬出版，2011，407～408．
2) 守殿貞夫、荒川創一 監修：ひと目でわかる　微生物検査アトラス（初版）．金原出版，2006，16～21．
3) 月刊Medical Technology別冊　新・カラーアトラス　尿検査．医歯薬出版，2004．
4) 小栗豊子 編集：臨床微生物検査ハンドブック（第2版）．三輪書店，2000，32～34．
5) 菅野治重，川上小夜子 監修：感染症診断に必要な微生物検査（第1版）．ライフサイエンス，2003，22～32．

（今西麻樹子）

VII 検査材料別検査法

5 糞便

糞便検査の目的

糞便の検査は，感染性腸炎・食中毒の病原体を検索するために行われる．病原体としては，細菌，ウイルス，原虫などがあり，わが国における食中毒発生状況ではウイルスであるノロウイルス，細菌では*Campylobacter*属，*Salmonella*属，*Vibrio*属が多い．また，原虫ではランブル鞭毛虫，まれではあるがクリプトスポリジウム，赤痢アメーバにも注目する必要がある．

このほかに伝染性の強い *Salmonella* Typhi, *Salmonella* Paratyphi A, *Shigella*属，*Vibrio cholerae*，EHEC/STEC（腸管出血性大腸菌／志賀毒素産生大腸菌）のほか，近年では菌交代現象に起因する腸炎や下痢症（抗菌薬関連腸炎・下痢症）が増加している（**表Ⅶ-7**）．

起因菌推定には患者情報が重要である．患者の年齢や発熱の有無，基礎疾患などを調べ，経口的に摂取した食べ物や，症状が出現するまでの潜伏期間などを確認する．一般的に，毒素型食中毒の方が感染型食中毒よりも潜伏期間が短い傾向にある．また，海外渡航歴ありの場合，渡航地域，期間などを確認し，現地の流行病原菌をインターネットなどで確認する．

表Ⅶ-7　抗菌薬関連下痢症を引き起こす微生物

菌種	下痢以外の主な症状
Clostridium difficile	偽膜性大腸炎
Klebsiella oxytoca	出血性大腸炎
Staphylococcus aureus（多くはMRSA）	MRSA腸炎

検査手順

（図Ⅶ-4）

■ 採取・保存方法

症状が激しい有症期（下痢，腹痛，発熱など）に，抗菌薬や整腸剤投与，輸液などの処置を実施する前に自然排便による採取が望ましい．糞便は密閉できるプラスチック製の容器などに採取し，すぐに検査できな

図VII-4 糞便検査の手順

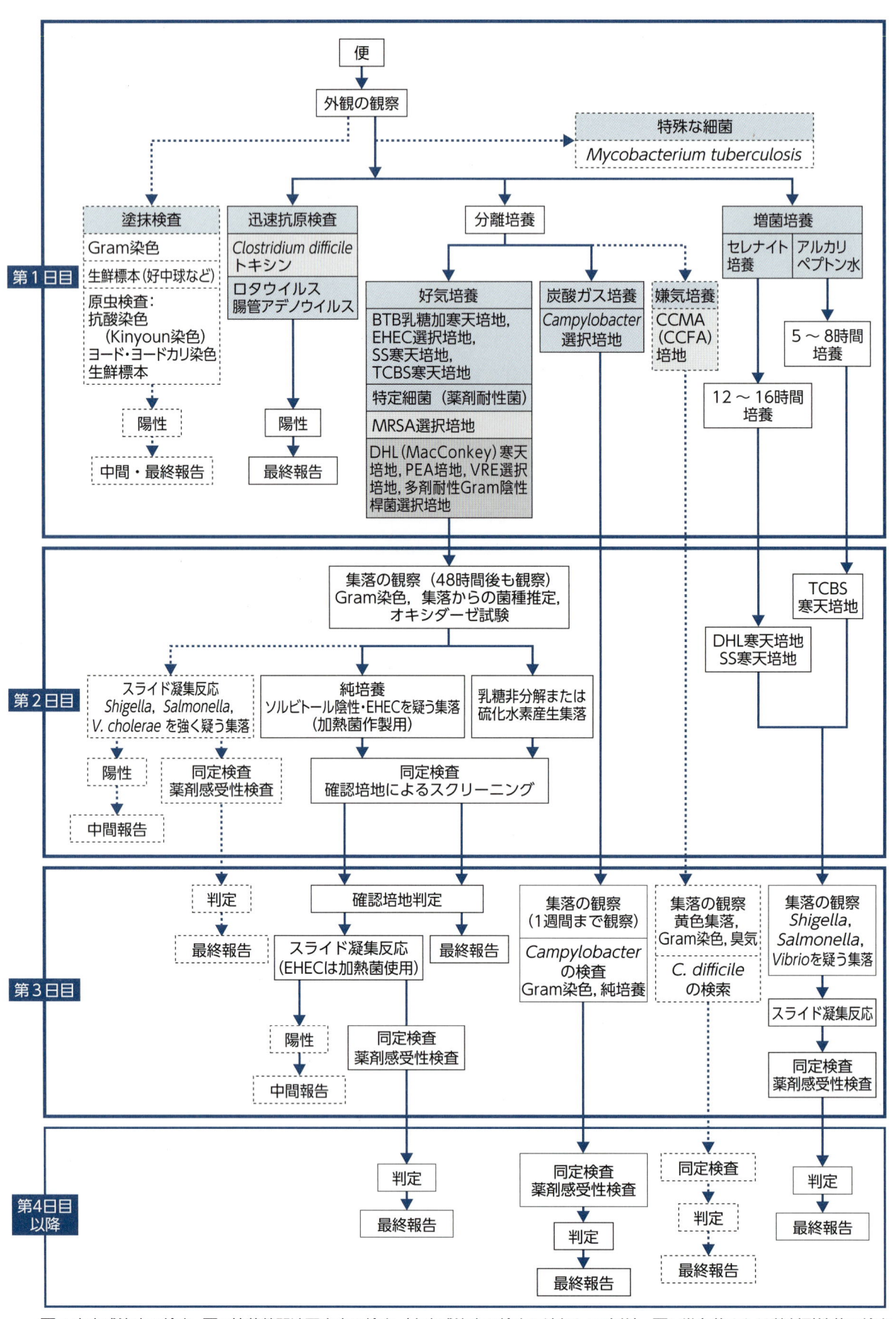

い場合はCary-Blair培地を使用して冷蔵（4℃）で保存する．嫌気性菌の検出が目的の場合は，酸素（空気）に触れないよう嫌気性菌用容器を使用する．また，赤痢アメーバ（栄養型）などの原虫が疑われる検体の場合は，すみやかに検査するのが望ましいが，やむを得ない場合は室温で保存する．

■ 肉眼的観察

糞便の肉眼的観察（外観）によって特定の起因菌を推定できることがある（**表VII-8**）．色調や性状（粘血便，鮮血便，水様便，軟便，固形便など）をよく観察する（☞**カラー口絵 VII-5**）．

■ 迅速抗原検出検査

糞便からの抗原検出キットには，*Clostridium difficile* が産生するトキシンAおよびトキシンBを同時に検出可能なものや，胃腸炎の原因ウイルス（ロタウイルス，ノロウイルス，腸管アデノウイルス）用のものがある．また，遺伝子増幅法による検査やELISA法なども開発されており，培養では検出困難な毒素やウイルス，迅速かつ簡易に結果が求められる項目などではキットの有用性は高い．

■ 塗抹検査

糞便中には多数の細菌が存在している．そのため，Gram染色による塗抹検査で菌名を決定するのは難しいが，特徴的なラセン状の形態を示す *Campylobacter* 属などは推定できる．

■ 培養検査

糞便の中に多数存在する常在菌のなかから効率よく起因菌を検出するためには，培養には選択分離培地や選択増菌培地を用いる．一般的に分離培地は，BTB乳糖加寒天培地もしくはマッコンキー寒天培地，SS

表VII-8 推定される微生物による肉眼的な便性状と臨床症状

推定される微生物	主な便性状	主な原因物質	潜伏期間	海外渡航歴	特徴
Salmonella	粘血便　緑色便 水様性下痢便（非血液性）	鶏卵，肉類	1～5日	有（時々）	・盛夏多発 ・人獣共通感染症
Campylobacter	粘血便 水様性下痢便（非血液性）	肉類（鶏肉）	3～5日	有（時々）	・盛夏多発 ・低温に強い
Shigella	膿・粘血便 水様性下痢便（非血液性）	食品・水	1～5日	有（高頻度）	・しぶり腹
腸管出血性大腸菌 （O157など）	鮮血便	食肉・野菜	2～8日		・溶血性尿毒症症候群（HUS）
Vibrio cholerae	白色水様便	生食魚介類・水	1～5日	有（高頻度）	・米のとぎ汁様の下痢
Vibrio parahaemolyticus	粘血便 水様性下痢便（非血液性）	生食魚介類	12～24時間	有（時々）	・盛夏多発 ・耐熱性溶血毒素
Staphylococcus aureus	水様性下痢便（非血液性）	調理者の手指	1～5時間		・耐熱性腸管毒素
ロタウイルス	白色水様便	糞便 食品・水	1～3日		・冬季多発 ・小児嘔吐下痢症
ノロウイルス	水様性下痢便（非血液性）	糞便 食品（カキなど二枚貝）	1～3日		・冬季多発 ・嘔吐下痢症

寒天培地，TCBS寒天培地などを使用する．さらに目的菌によっては培地を追加することが重要である（**表Ⅶ-9**）．

■ **成績の評価**

感染性腸炎は，患者から起因菌を分離して判断する（**表Ⅶ-10**）が，毒素型食中毒の場合は，患者の便や嘔吐物から起因菌を分離するほかに，毒素を検出して判断することもある．

Ⅶ-9　分離用培地

培地名	目的菌
BTB乳糖加寒天培地（ドリガルスキー改良培地）	腸内細菌科 ブドウ糖非発酵Gram陰性桿菌
マッコンキー（MacConkey）寒天培地	腸内細菌科 ブドウ糖非発酵Gram陰性桿菌の一部
SS（Salmonella-Shigella）寒天培地	*Salmonella* *Shigella* *Yersinia enterocolitica*
DHL（Desoxycholate-hydrogen sulfide-lactose）寒天培地	*Salmonella* *Shigella* 腸内細菌科
ソルビトール・マッコンキー（Sorbitol-MacConkey）寒天培地 SIB（Sorbitol IPA Bile salts）寒天培地	*E.coli*（O157）
CIN（Cefsulodin-Irgasan-Novobiocin）寒天培地	*Yersinia*属
TCBS寒天培地	*Vibrio*科
スキロー（Skirrow）寒天培地	*Campylobacter*属

Ⅶ-10　腸管感染症の起因微生物

分類		主な起因微生物
3類感染症		*Salmonella* Typhi *Salmonella* Paratyphi A *Shigella* *V. cholerae* O1, O139 EHEC/STEC（腸管出血性大腸菌／志賀毒素産生大腸菌）
4類感染症		*Clostridium botulinum* hepatitis A virus hepatitis E virus
5類感染症 （感染性胃腸炎など）	感染型食中毒	EIEC（腸管組織侵入性大腸菌） EPEC（腸管病原性大腸菌） ETEC（腸管毒素原性大腸菌） *Salmonella*（*S.* Typhi, *S.* Paratyphi A 以外） *Yersinia enterocolitica* *Vibrio parahaemolyticus* *Vibrio cholerae* non-O1, non-O139（NAG *Vibrio*） *Vibrio mimicus* *Vibrio fluvialis* *Vibrio furnissii* *Campylobacter jejuni* *Aeromonas hydrophila* *Aeromonas sobria* *Plesiomonas shigelloides* *Clostridium perfringens* *Bacillus cereus*（下痢型）
	毒素型食中毒	*Staphylococcus aureus* （*Clostridium botulinum*） *Bacillus cereus*（嘔吐型）
	原虫	*Entamoeba histolytica*（赤痢アメーバ） *Cryptosporidium parvum*（クリプトスポリジウム） *Giardia lamblia*（ランブル鞭毛虫）
	ウイルス	ノロウイルス ロタウイルス 腸管アデノウイルス アストロウイルス

（松村　充）

VII 検査材料別検査法

6 喀痰

喀痰検査の目的

呼吸器感染症は，病巣部位別に上気道，下気道，肺実質，胸膜の感染症に区分される．一般的に，侵襲性のない検査として，喀出痰が検体として用いられることが多い．特殊な肺炎などの場合には，気管支鏡を用いた，侵襲性のある検査が行われることもある．

喀痰の検査は，主に下気道（気管，気管支）と，肺実質（肺胞組織）の感染症の起因菌検索が目的となる．

検査手順 （図VII-5）

図VII-5 喀痰検査の手順

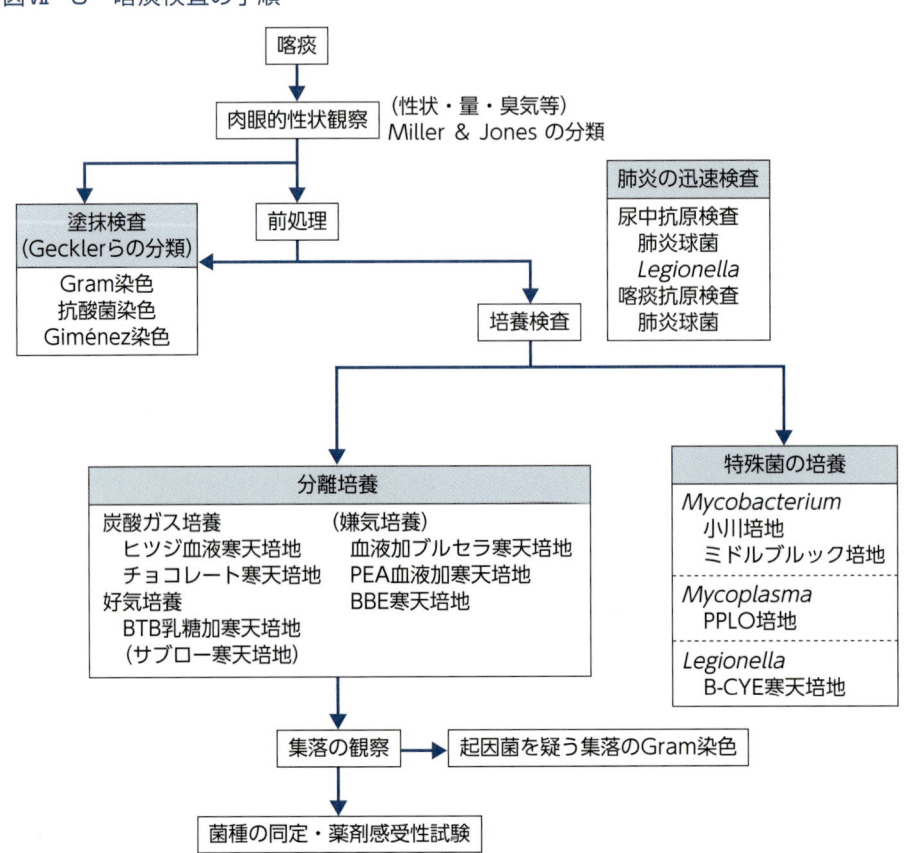

```
喀痰
 ↓
肉眼的性状観察 （性状・量・臭気等）
                Miller & Jones の分類
 ↓
塗抹検査           前処理
(Gecklerらの分類)
 Gram染色
 抗酸菌染色                         肺炎の迅速検査
 Giménez染色                        尿中抗原検査
                    培養検査          肺炎球菌
                                    Legionella
                                   喀痰抗原検査
                                    肺炎球菌

         分離培養                    特殊菌の培養
 炭酸ガス培養     （嫌気培養）         Mycobacterium
  ヒツジ血液寒天培地  血液加ブルセラ寒天培地   小川培地
  チョコレート寒天培地 PEA血液加寒天培地     ミドルブルック培地
 好気培養         BBE寒天培地
  BTB乳糖加寒天培地                  Mycoplasma
  （サブロー寒天培地）                 PPLO培地

                                   Legionella
                                    B-CYE寒天培地

 集落の観察 → 起因菌を疑う集落のGram染色
 ↓
 菌種の同定・薬剤感受性試験
```

■ 採取

喀出痰

検体を採取する前に，口腔内の雑菌を減らす目的で，歯磨きや十分にうがいをさせた方がよい．患者に深い咳をさせ，できるだけ膿性のものを採取する（**図Ⅶ-6**）．

誘発喀痰

高張食塩液（3～15％）の吸引により行う．高張食塩液をネブライザー（**図Ⅶ-7**）で吸引し，その後に腹式呼吸で深く息を吸い込みしばらく息をこらえた後，口を軽く開いて2回せき込む．2回目を強くせき込み，痰を喀出させる．

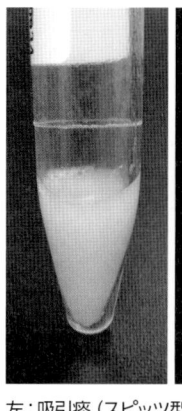

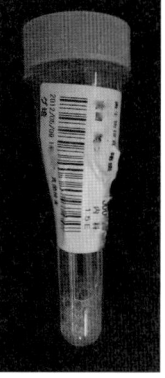

図Ⅶ-6　喀痰検体
左：吸引痰（スピッツ型容器），
右：喀出痰（ソケット型容器）

図Ⅶ-7　ネブライザー

気管支鏡を用いた採痰

通常の気管支鏡の操作で，目視下に痰を採取する．採痰チューブを用いる場合や，気管支肺胞洗浄による採痰法もある．

■ 保存

材料は，採取後ただちに（おおむね2時間以内）に塗抹および培養を行うべきであるが，やむを得ず保存する場合は冷蔵庫で乾燥を防ぎ保管する．

■ 肉眼的観察

採取された喀痰が検査に適切か否か，品質管理を行う．喀痰の外観から判定する品質管理には，Miller & Jones の分類（**表Ⅶ-11，カラー口絵 Ⅶ-6**）がある．M1 および M2 の材料は，唾液など口腔・上気道分泌物の可能性が高いため，一般には品質が低いとされ下気道感染（肺炎）の検査には適さない．喀痰の外観で，特に膿性部分が多い P2，P3 が良好な喀痰で検査に適している．

外観の観察時には，泡沫の存在や臭気などについても注意をはらう．泡沫の存在は材料が新鮮であることを意味し，悪臭は嫌気性菌の関与を示唆する有力な手がかりとなる．

表Ⅶ-11 Miller & Jones の痰の肉眼的所見に基づく分類 (カラー口絵 Ⅶ-6)

分類		肉眼的性状
粘液痰	M1	唾液，完全な粘液性痰
	M2	粘液性痰の中にわずかに膿性痰を含む
膿性痰	P1	膿性部分が1/3以下の痰
	P2	膿性部分が1/3〜2/3の痰
	P3	膿性部分が2/3以上の痰

M：mucinous，粘液性の
P：purulent，膿性の

■ 顕微鏡検査

Geckler の分類

喀痰の Gram 染色による品質評価は，Geckler の分類（**表Ⅶ-12, カラー口絵 Ⅶ-7**）にて判定する．好中球と扁平上皮細胞の数により 1〜6 群に分類される．喀出痰の場合，1〜3 群は唾液など口腔・上気道分泌物が多いと推定され，下気道感染（肺炎）の検査に適さない．扁平上皮が少なく，好中球が多い 4〜5 群が良質の喀痰と評価される．なお，細胞数が少ない 6 群は，経気管吸引痰（TTA）や気管支洗浄液の場合や好中球減少の患者においては検査に適すると判断される．Geckler の分類と外観による分類とは，おおむね相関するが一部に乖離することがあるので，両方の評価を行うことが望ましい．

表Ⅶ-12 Geckler の痰の鏡検所見に基づく分類 (カラー口絵 Ⅶ-7)

群	細胞数/視野（×100倍）	
	白血球（好中球）	扁平上皮細胞
1	<10	>25
2	10〜25	>25
3	>25	>25
4	>25	10〜25
5	>25	<10
6	<25	<25

4群，5群は好中球（多），扁平上皮細胞（少）：品質管理上最もよい
3群は好中球（多），唾液の混入が疑われるもの

鏡検で得られる所見

良質痰からは，いわゆる呼吸器感染症の起因菌が検出されることが多い．その場合は Gram 染色標本を弱視野（100倍）にて全体を観察し，好中球の有無を確認する．次に，好中球の多い部分を示したままで，イマージョンオイルをのせ，強拡大（1,000倍）に変えて観察する．染色に用いるスライドガラスは，汚染されていないものを使用する．鏡検所見で推定できる菌種（属）（**表Ⅶ-13**）もあり，治療抗菌薬の選択に役立てる．

表Ⅶ-13 鏡検所見で推定できる菌種（属）

	菌種（属）	特徴
Gram 陰性桿菌	*Haemophilus influenzae*	小さな球桿菌，ときに多形性
	Acinetobacter	球菌状，短桿菌
	Klebsiella pneumoniae	Gram陰性太い桿菌，莢膜あり
	Pseudomonas aeruginosa（ムコイド型緑膿菌）	Gram陰性桿菌が粘液物質で包まれているようにみえる

①検査に適した検体か否かの識別

Gecklerらの分類を参考に，扁平上皮細胞の数が少なく，好中球数が多い喀痰が良質とされる．

②細菌感染か否かの識別

好中球が多いと細菌感染の可能性が高い．リンパ球が多いとウイルス感染等の可能性が高い．二分葉核細胞（二核細胞）が多く観察される場合は，好酸球の可能性があるので，Diff-Quik染色や，Giemsa染色で確認するとよい．アレルギー性疾患（気管支喘息やスギ花粉による鼻炎など）などが疑われる．

③白血球の鮮度

好中球などの細胞質がしっかりと染色されている白血球は，新鮮で現在進行中の炎症を示している．細胞膜が破壊された白血球は，古い白血球で数日前の炎症を示している．これら両方が混在している場合は，持続性の炎症を示している．

④貪食されている細菌

多くの好中球に貪食されている菌が，起因菌である可能性が高い．喀痰や吸引痰で多くの好中球に複数の菌種が貪食されている像がみられる場合には，口腔内常在菌による誤嚥性肺炎を疑う．

⑤白血球の周りに存在する細菌

莢膜や粘液物質を保有する菌は，好中球に貪食されにくい．菌数が多いときは起因菌と推測される．

その他の染色

Gram染色以外の染色方法として，レジオネラ症が疑われた場合はGiménez染色を実施し，抗酸菌が疑われた場合はZiehl-Neelsen染色やauramine染色（蛍光染色）をそれぞれ併用する．

■ 前処理

喀痰の洗浄

喀痰の表面をおおっている唾液や上気道粘液（常在菌）を取り除くため，喀痰をL字型白金耳や滅菌スポイトなどでとり，滅菌生理食塩液を入れたシャーレまたは試験管内で揺り動かしながら洗浄する．喀痰の濁りがなくなるまで2～3回洗浄を続ける．最後にすくい上げた喀痰を，塗抹標本作製と分離培養などの検査へと進める．

喀痰の均質化

喀痰は粘稠性であるため，培地へ画線塗抹する際に不便である．また，喀痰中の菌の分布は一定でないため，なるべく均質化する必要がある．均質化するためには，喀痰溶解剤を用いる化学的な方法が広く行われている．喀痰溶解剤にはN-アセチル-L-システイン（NALC），プロテアーゼなど（表Ⅶ-14）がある．

表Ⅶ-14 主な喀痰溶解剤

喀痰溶解剤	主成分	pH
ムコフィリン®	N-アセチル-L-システイン	7.2～7.4
スプタザイム®	弱アルカリプロテアーゼ	7.2～7.4
膿性痰の場合は，膿性痰と溶解液（スプタザイム®など）を等量混和する		

密閉した容器を使用すること
エアロゾルには十分注意すること

抗酸菌検出目的の前処理

①水酸化ナトリウム（NaOH）処理法

小川培地への接種材料の調製に用いる．均質化と同時に強アルカリ化の環境にすることによって常在菌を死滅させ，アルカリに抵抗性をもつ結核菌を選択させる効果がある．

②N-アセチル-L-システイン・水酸化ナトリウム（NALC-NaOH）処理法

ミドルブルック培地への接種や核酸検出に用いる．喀痰の消化・汚染除去を行うには，同時に常在菌を死滅させる水酸化ナトリウムを加えたNALC-NaOH法を用いる．

Legionella 属菌検出目的の前処理

雑菌汚染の疑われる喀痰では，次の前処理を行った後，B-CYE寒天培地とWYO培地に接種し培養する．

①熱処理法

検体を50℃の温浴中で30～40分間加熱処理する．

②低pH処理法

検体と0.2M塩酸・塩化カリウム溶液を混和した後，15～20分間室温放置する．

■ 培養検査

分離培地は血液寒天培地，チョコレート寒天培地，BTB乳糖加寒天培地を常用する．また，必要に応じて培地を追加する．培養は，血液寒天培地とチョコレート寒天培地は炭酸ガス培養，その他は好気培養を行う．培養時間は通常24時間目で一度観察を行い，48時間後にも再度観察を行う．目的菌によっては3日間～1週間程度培養時間が必要なものがある．

■ 同定検査

α-*Streptococcus*，γ-*Streptococcus*，*Neisseria* などは集落の肉眼的観察および Gram 染色などにより判断し，口腔内常在菌であると報告する．病原性が考えられる菌種（表Ⅶ-15），定量培養を行い菌数が 10^6〜10^7CFU/ml 以上であれば起因菌の可能性が高いので，同定検査を行う．

表Ⅶ-15　喀痰から検出される主な起因菌

分類	起因菌
市中肺炎	*Streptococcus pneumoniae** *Mycoplasma pneumoniae* *Haemophilus influenzae** *Chlamydophila pneumoniae* *Klebsiella pneumoniae* *Legionella*属（温泉，循環式風呂） *Chlamydophila psittaci*（鳥類由来感染症） *Moraxella catarrhalis**
院内感染	*Pseudomonas aeruginosa** *Escherichia coli* *Stenotrophomonas*属 *Serratia*属 *Staphylococcus aureus** *Enterococcus*属 MRSA *Aspergillus*属糸状菌 *Pneumocystis jirovecii*

*呼吸器感染症から高頻度に分離される

■ 薬剤感受性検査

起因菌と考える場合，薬剤感受性検査を行う．また，薬剤耐性菌検出も考慮する必要がある．ペニシリン耐性肺炎球菌（PRSP），メチシリン耐性黄色ブドウ球菌（MRSA），多剤耐性緑膿菌（MDRP）感染症などは5類感染症に指定されている．その他に，β-ラクタマーゼ陰性ペニシリン耐性インフルエンザ菌（BLNAR），基質拡張型β-ラクタマーゼ（ESBL），多剤耐性結核（MDR-TB）などがある．

（松村　充）

7 咽頭・鼻咽腔粘液

VII 検査材料別検査法

実習目標

咽頭・鼻咽腔粘液から検出される菌を把握し，全体の検査手順が理解できる．

実習目的

代表的な菌を用いて同定の手順を理解することを目的とする．

図VII-8　咽頭・鼻咽腔粘液の検査手順

```
咽頭・鼻咽腔粘液
  │
  ├──────────────────────────── 抗原検査
  │                              Streptococcus pyogenes
  │                              influenza virus
  │                              RS virus
  │
  ├─ 鏡検           ─ 分離培養              ─ 増菌培養         ─ 特殊菌の培養
  │  Gram染色         炭酸ガス培養             パイク培地          ボルデー・ジャング培地
  │  異染小体染色       血液寒天培地             Streptococcus      Bordetella pertussis
  │  Corynebacterium  チョコレート寒天培地       pyogenes          レフレル培地
  │  diphtheriae     好気培養                                    Corynebacterium
  │                  BTB乳糖加寒天培地                            diphtheriae
  │                  サブロー寒天培地
  │
  同定・薬剤感受性試験
```

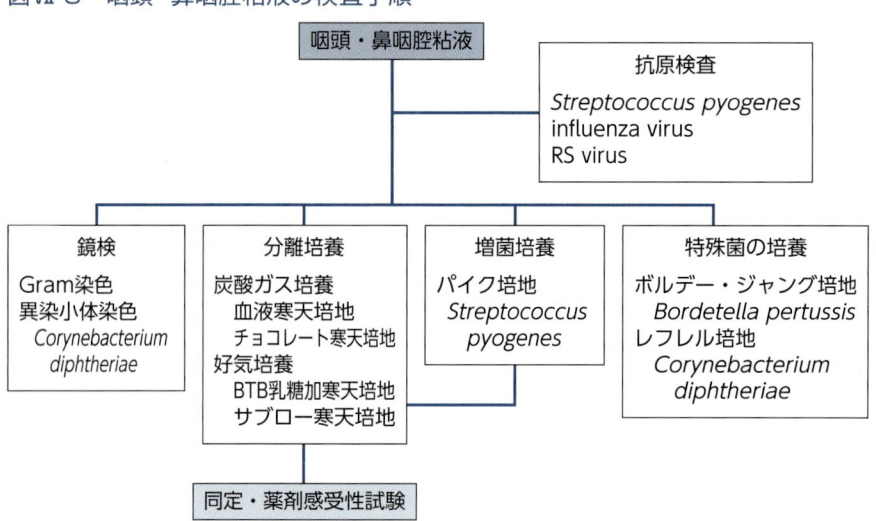

表VII-16　咽頭・鼻咽腔粘液などから検出される主な起因菌

疾患	主な起因菌
急性上気道感染症	Streptococcus pyogenes Haemophilus influenzae Streptococcus pneumoniae Moraxella catarrhalis Staphylococcus aureus Neisseria meningitidis
百日咳	Bordetella pertussis
ジフテリア	Corynebacterium diphtheriae
口腔カンジダ症	Candida albicans

VII 検査材料別検査法

実習 ■検体からの分離培養

臨床から提出される各種検体(模擬検体)を用いて分離培地に塗抹する.

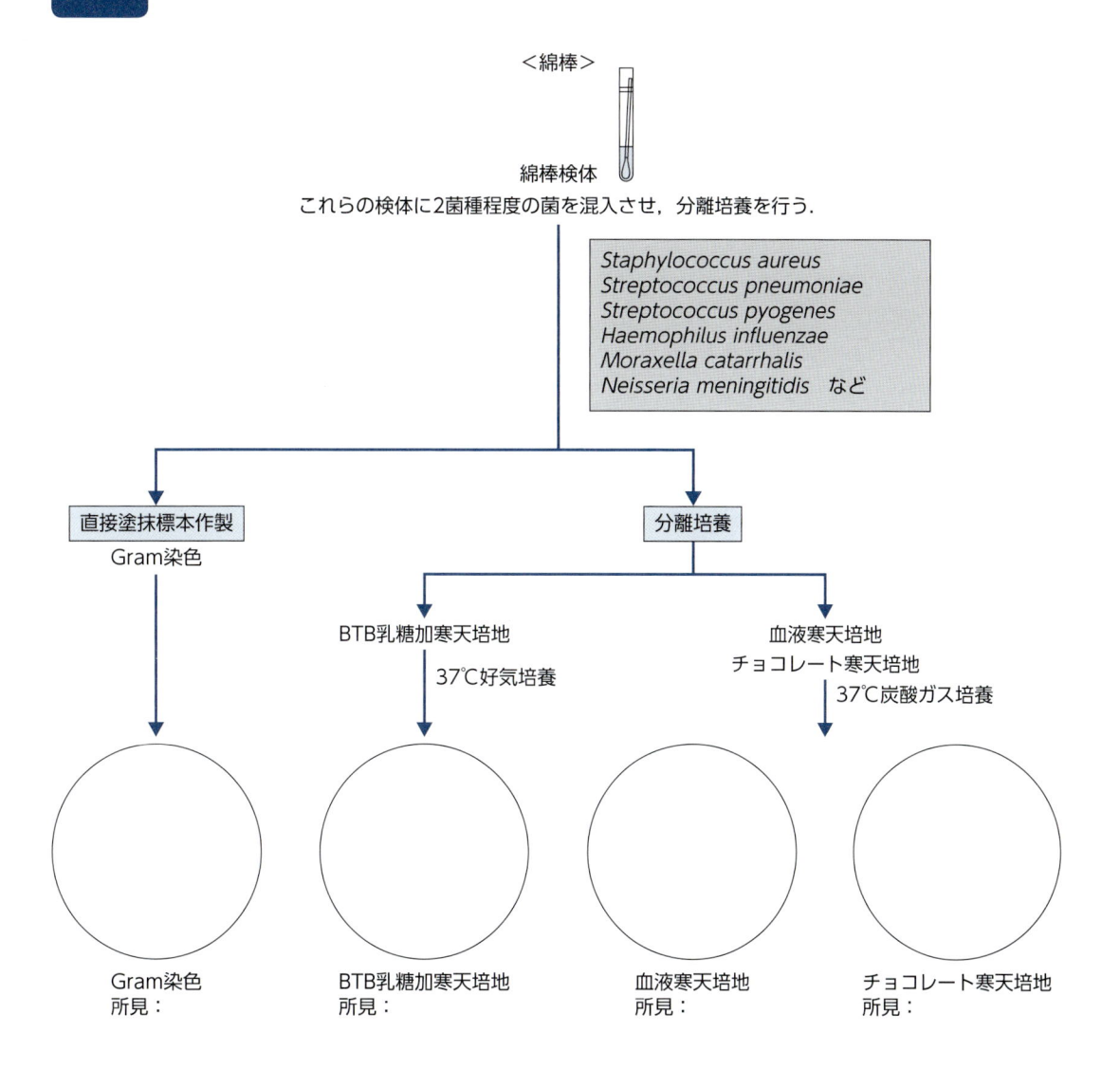

<綿棒>

綿棒検体

これらの検体に2菌種程度の菌を混入させ,分離培養を行う.

Staphylococcus aureus
Streptococcus pneumoniae
Streptococcus pyogenes
Haemophilus influenzae
Moraxella catarrhalis
Neisseria meningitidis など

直接塗抹標本作製
Gram染色

分離培養

BTB乳糖加寒天培地
37℃好気培養

血液寒天培地
チョコレート寒天培地
37℃炭酸ガス培養

Gram染色
所見:

BTB乳糖加寒天培地
所見:

血液寒天培地
所見:

チョコレート寒天培地
所見:

同定については主要細菌の検査法に基づいて実施する.

文献:
1) 岡田 淳ほか:臨床検査学講座 微生物学/臨床微生物学. 医歯薬出版, 2011.

(金子博司)

8 膿・分泌物・体腔液,手術・剖検材料

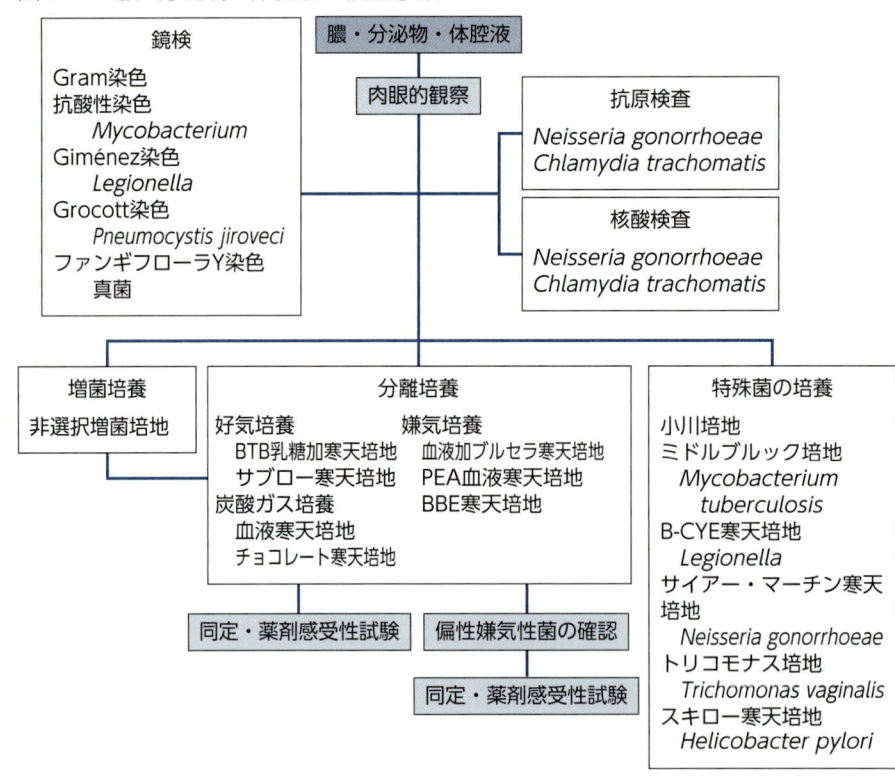

VII 検査材料別検査法

実習目標

膿・分泌物・体腔液および手術・剖検材料から検出される菌を把握し,全体の検査手順が理解できる.

実習目的

代表的な菌を用いて同定の手順を理解することを目的とする.

図VII-9 膿・分泌物・体腔液の検査手順

```
                        膿・分泌物・体腔液
                              │
    ┌─────────────┬───────肉眼的観察───────┬─────────────┐
    │             │                        │             │
  鏡検                                  抗原検査
  Gram染色                              Neisseria gonorrhoeae
  抗酸性染色                             Chlamydia trachomatis
    Mycobacterium
  Giménez染色                           核酸検査
    Legionella                          Neisseria gonorrhoeae
  Grocott染色                           Chlamydia trachomatis
    Pneumocystis jiroveci
  ファンギフローラY染色
    真菌

  増菌培養          分離培養                         特殊菌の培養
  非選択増菌培地    好気培養      嫌気培養           小川培地
                  BTB乳糖加寒天培地  血液加ブルセラ寒天培地  ミドルブルック培地
                  サブロー寒天培地   PEA血液寒天培地        Mycobacterium
                  炭酸ガス培養       BBE寒天培地              tuberculosis
                  血液寒天培地                               B-CYE寒天培地
                  チョコレート寒天培地                         Legionella
                                                          サイアー・マーチン寒天
                  同定・薬剤感受性試験  偏性嫌気性菌の確認      培地
                                                            Neisseria gonorrhoeae
                                  同定・薬剤感受性試験       トリコモナス培地
                                                            Trichomonas vaginalis
                                                          スキロー寒天培地
                                                            Helicobacter pylori
```

表VII-17　膿・分泌物・体腔液などから検出される主な起因微生物

疾患	主な起因微生物
皮膚化膿性炎症 ブドウ球菌性熱傷様皮膚症候群（SSSS）	*Staphylococcus aureus*
熱傷・火傷後の感染，褥瘡感染	*Staphylococcus aureus* *Pseudomonas aeruginosa* *Escherichia coli* *Enterococcus* *Bacteroides fragilis* group *Clostridium perfringens*
上気道常在菌に由来する膿瘍	*Streptococcus*（A，B群以外） *Fusobacterium nucleatum* *Prevotella melaninogenica* *Peptostreptococcus anaerobius*
腹腔内感染・腸管常在菌に由来する膿瘍	*Escherichia coli* *Enterococcus* *Bacteroides fragilis* group *Clostridium perfringens*
胃炎・胃潰瘍	*Helicobacter pylori*
尿道炎・膣炎・子宮頸管炎	*Neisseria gonorrhoeae* *Chlamydia trachomatis* *Trichomonas vaginalis* *Candida albicans*
細菌性結膜炎	*Haemophilus aegyptius* *Haemophilus influenzae* *Moraxella lacunata* *Staphylococcus aureus* *Streptococcus pneumoniae*
角膜真菌症	*Aspergillus* *Fusarium*
中耳炎・副鼻腔炎	*Streptococcus pneumoniae* *Haemophilus influenzae* *Moraxella catarrhalis*
外耳道炎	*Aspergillus*
口内炎・食道炎	*Candida albicans*
アクチノミセス症	*Actinomyces*
スポロトリックス症	*Sporothrix schenckii*
皮膚糸状菌症	*Microsporum* *Trichophyton* *Epidermophyton*

実習 ■検体からの分離培養

臨床から提出される各種検体を用いて，分離培地に塗抹する．

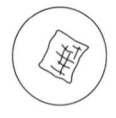

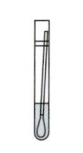

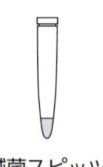

ガーゼ検体　　嫌気輸送ビン　　綿棒検体　　滅菌スピッツ

これらの検体に2菌種程度の菌を混入させ，分離培養を行う．

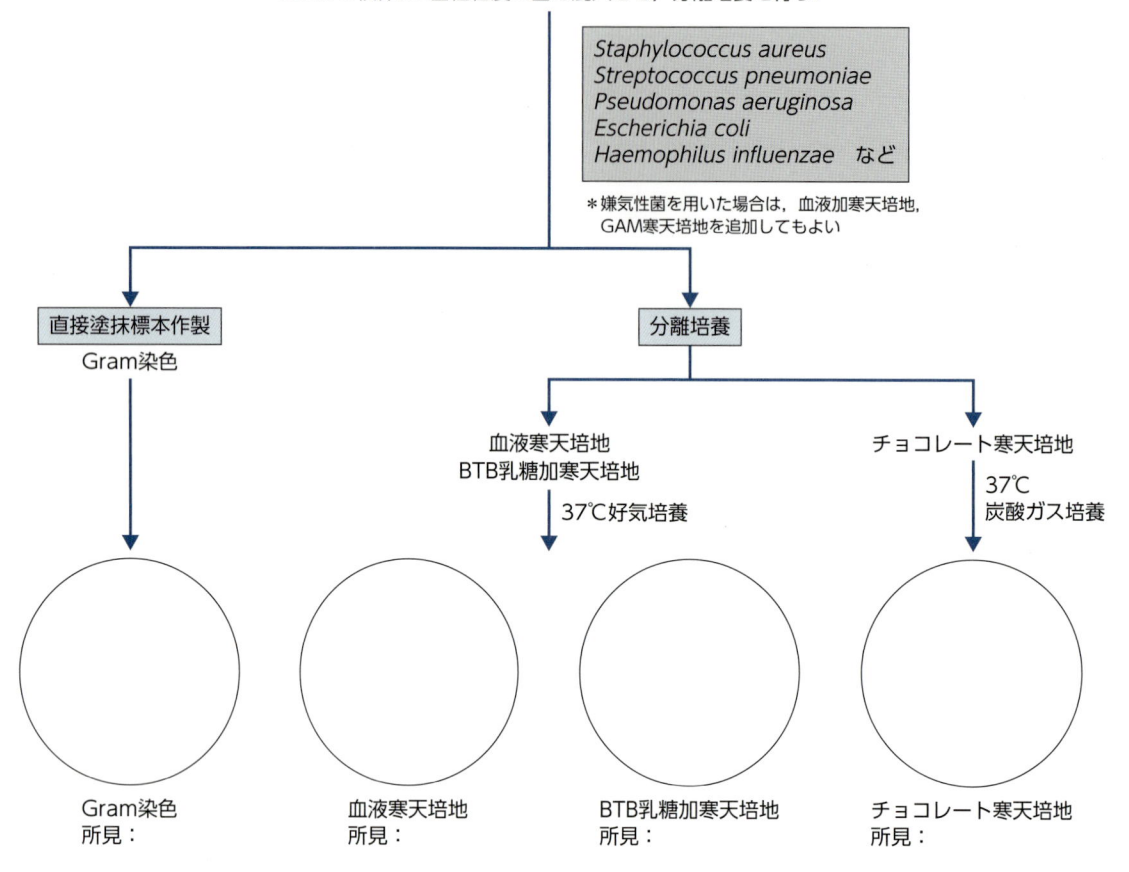

Staphylococcus aureus
Streptococcus pneumoniae
Pseudomonas aeruginosa
Escherichia coli
Haemophilus influenzae　など

＊嫌気性菌を用いた場合は，血液加寒天培地，GAM寒天培地を追加してもよい

直接塗抹標本作製
Gram染色

分離培養

血液寒天培地
BTB乳糖加寒天培地
37℃好気培養

チョコレート寒天培地
37℃
炭酸ガス培養

Gram染色
所見：

血液寒天培地
所見：

BTB乳糖加寒天培地
所見：

チョコレート寒天培地
所見：

同定については，主要細菌の検査法に基づいて実施する．

文献：
1) 岡田　淳ほか：臨床検査学講座　微生物学／臨床微生物学．医歯薬出版，2011．

（金子博司）

9 胃液・胆汁

VII 検査材料別検査法

実習目標

胃液・胆汁から検出される菌を把握し，全体の検査手順を理解する（図VII-10，表VII-18）．

実習目的

代表的な菌を用いて同定の手順を理解することを目的とする．

図VII-10 胃液・胆汁の検査手順

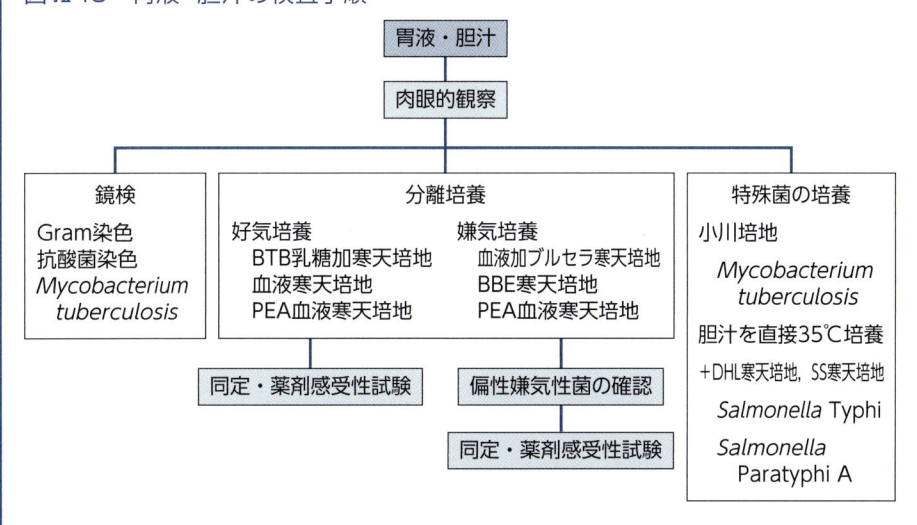

```
         胃液・胆汁
            │
         肉眼的観察
            │
   ┌────────┼────────────┐
  鏡検     分離培養      特殊菌の培養
Gram染色  好気培養   嫌気培養      小川培地
抗酸菌染色 BTB乳糖加寒天培地 血液加ブルセラ寒天培地  Mycobacterium
Mycobacterium 血液寒天培地 BBE寒天培地        tuberculosis
tuberculosis PEA血液寒天培地 PEA血液寒天培地   胆汁を直接35℃培養
                                          ＋DHL寒天培地, SS寒天培地
         同定・薬剤感受性試験  偏性嫌気性菌の確認  Salmonella Typhi
                              同定・薬剤感受性試験  Salmonella
                                               Paratyphi A
```

表VII-18 胃液・胆汁・胃粘膜から検出される主な起因菌

疾患	主な起因菌
胆囊炎	*Escherichia coli* *Klebsiella* *Enterococcus* *Bacteroides fragilis* group
胆囊内持続保菌	*Salmonella* Typhi *Salmonella* Paratyphi A
肺結核	*Mycobacterium tuberculosis*

実習 ■ 検体からの分離培養

臨床から提出される各種検体を用いて，分離培地に塗抹する．
下記のいずれかの型式に2菌種程度菌を混入させ，その検体を分離培地に塗抹する．

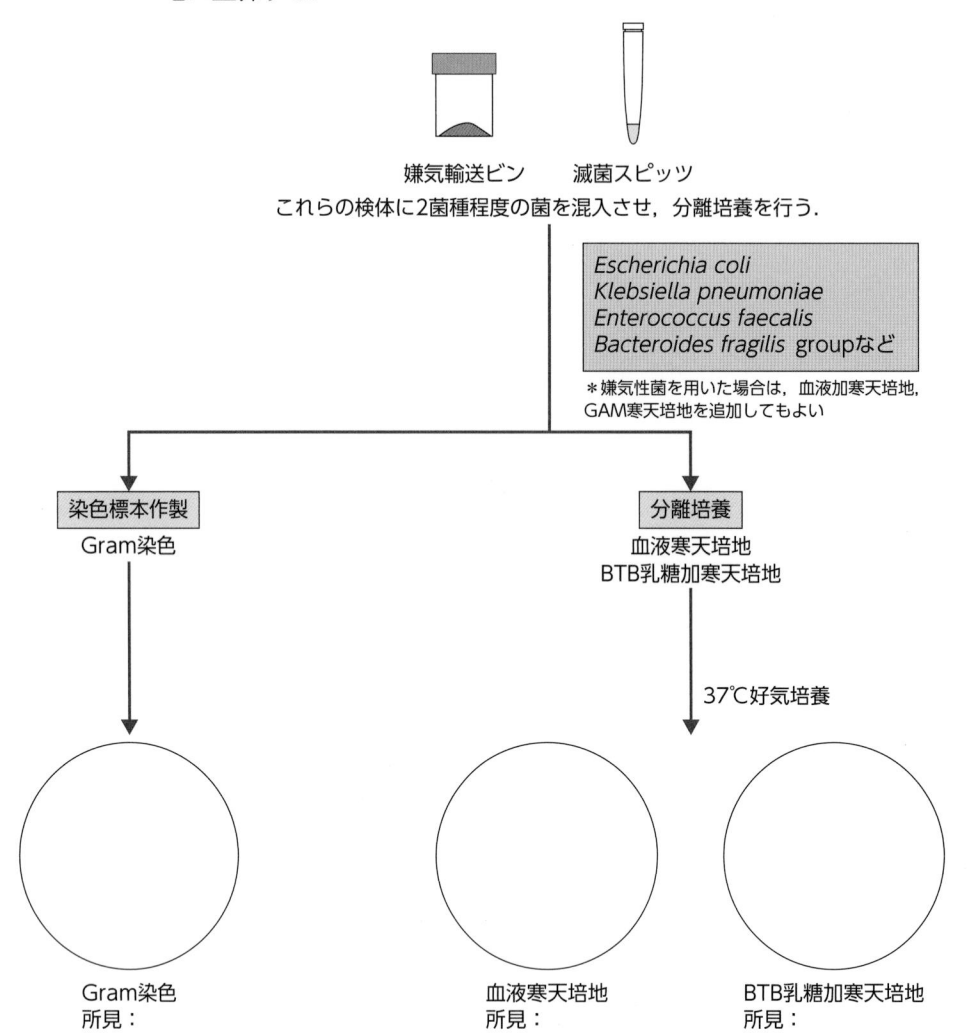

嫌気輸送ビン　　滅菌スピッツ

これらの検体に2菌種程度の菌を混入させ，分離培養を行う．

> *Escherichia coli*
> *Klebsiella pneumoniae*
> *Enterococcus faecalis*
> *Bacteroides fragilis* groupなど

＊嫌気性菌を用いた場合は，血液加寒天培地，GAM寒天培地を追加してもよい

染色標本作製
Gram染色

分離培養
血液寒天培地
BTB乳糖加寒天培地

37℃好気培養

Gram染色
所見：

血液寒天培地
所見：

BTB乳糖加寒天培地
所見：

同定については，主要細菌の検査法に基づいて実施する．

文献：
1) 岡田　淳ほか：臨床検査学講座　微生物学／臨床微生物学．医歯薬出版，2011．

（金子博司）

VIII

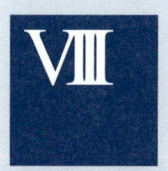

R プラスミドの検出と接合伝達

1 Rプラスミドの検出と接合伝達

VIII Rプラスミドの検出と接合伝達

プラスミド（plasmid）は，宿主細胞の細胞質で自立複製する環状DNA分子で，サイズは2,000塩基対（2kb, kb = kilo base pairs）以下から200 kb以上とさまざまである．プラスミドにはいまだに機能が明らかになっていないもの（cryptic plasmid）も少なくないが，薬剤耐性遺伝子と接合伝達関連遺伝子群をもつものをRプラスミド（antimicrobial resistance plasmid）と総称する．

Rプラスミドは，ヒトの感染症起因菌はもとより，健常人・家畜・ペット動物・養殖魚・食肉などヒトの生活環境に生息するさまざまな細菌から検出される．

医療の現場では抗菌薬耐性菌による医療関連感染（院内感染，病院感染）が大きな問題になるが，起因菌のプラスミド保有パターン（プラスミドプロファイル）を検査することで，起因菌の施設内感染・拡散経路を推測できる場合がある．つまり，プラスミドプロファイルは，施設内感染が同一の菌株（クローン）によるものか否かを明らかにするための指標（疫学マーカー）になりうる．

本章では，プラスミドの簡易検出法と接合伝達試験の方法を示す．

1 プラスミドの検出

実習準備

＜使用菌株（菌名に続く括弧内は保有プラスミドの名称）**＞**
Escherichia coli J53 [NR1 (R100)]，*E.coli* J53 (R478)，*E.coli* (Rts1)，その他Rプラスミドの保有が確認されている腸内細菌科の細菌

＜培地＞
腸内細菌科の発育に適した①または②の一方を準備
① 普通ブイヨン，トリプトソイブイヨン，LBブロスなどの液体培地（中試験管5 ml×1本）
② 普通寒天培地，トリプトソイ寒天培地などの寒天培地（平板1枚）

＜準備＞
① TEAバッファー：40mM Tris-acetate，2mM EDTA，pH7.4（50倍濃度のものを作製，保存し，使用時に希釈して用いる）

・50倍溶液1,000ml分の作製法

　Trizma base 242 g，氷酢酸57.1 ml，0.5mM EDTA溶液200 mlを混合し，精製水で全量を1,000 mlに合わせる（メスアップする）．

② Lysing solution：5％ SDS，50mM Tris，pH12.6

・作製法

　精製水100 mlにSDS 3 g，Trizma base 0.6 gを加え完全に溶解させる．この溶液に2N NaOH（用時調製）6.4 mlを加え混和する．2週間以内に使用することが望ましいが，長期間つくり置きする場合は小分けして－80℃で保存する．

③フェノール・クロロホルム混液

・作製法

　フェノール（加温溶解）とクロロホルムを1：1の容量比で混合する．

④ 1.5 mlマイクロチューブ（菌株数×2本）

⑤マイクロピペットとピペットチップ（10～200 μlまでの採取が可能なタイプがよい）

⑥染色用エチジウムブロマイド溶液

・作製法

　エチジウムブロマイド30 mgを精製水1,000 mlに加えて溶解する．

⑦ローディングバッファー（マーカー色素液）

・作製法

　TEAバッファーを用い，0.025％ブロムフェノールブルー，5％グリセリン，7％スクロースの混合溶液を作製する．

⑧アガロースゲル電気泳動装置とゲルプレート（0.7～0.9％アガロースゲル）

　サブマリン電気泳動装置Mupidシリーズ（バイオメディカルサイエンス社）などの簡易電気泳動装置を用いると簡便・迅速である．ここではMupidを使用する場合の例を示す．

⑨トランスイルミネータ（通過型紫外線照射装置）

　中波長（302 nm）の装置が使いやすい．短波長（254 nm）の装置は検出感度が高いが，DNAに損傷を与えるうえ，高価である．長波長の装置は検出感度が低い．

操作 ■ Kado & Liuの変法によるプラスミドの抽出

①被検菌を液体培地または寒天平板で一夜培養する．液体培地の場合は②，寒天平板の場合は直接③の操作に進む．

②培養菌液1 mlをマイクロチューブに移し，10,000回転，5分間（または15,000回転，1分間）で菌体を沈殿させる．

③沈殿を100 μlのTEAバッファーに懸濁する．寒天平板培養菌の場合は，あらかじめマイクロチューブにTEAバッファー100 μlを入れておき，菌体1白金耳量（ループ内に菌塊を掻き取る）をTEAバッファーに懸濁する．

④懸濁液にLysing solutionを200 μl加えて軽く混和する．
⑤恒温槽などで60℃，70分間保温する．
⑥0.6 mlのフェノール・クロロホルム混液を加え，丁寧に100回，転倒混和して均一な懸濁液とする．ボルテックスミキサーなどで強く混和すると染色体の混入が増すので注意する．
⑦10,000回転，10分間（または15,000回転，5分間）の遠心を行う．
⑧マイクロピペットでプラスミドを含む水層（遠心により上から水層，変性蛋白，フェノール層に分離する）100〜200 μlをとり，新しいマイクロチューブに移す．このとき，変性蛋白部分（フェノール層との境界部分）から糸を引くような場合は，液量が100 μl以下でもその時点で回収をやめる．

■ アガロースゲル電気泳動とプラスミドの検出
①回収した水層にローディングバッファーを5分の1量加え，電気泳動サンプルとする．
②電気泳動サンプルをゲルプレートのウェルにアプライする．サンプルのアプライ量は装置の種類・ウェルの容量によって異なるので，使用する装置に対応した量をアプライする．
③電気泳動を行う．泳動電圧と泳動時間は装置の種類によって異なるので，使用する装置に対応した設定で通電する．なお，サブマリン電気泳動装置Mupidシリーズの場合は，100V，90〜120分間が目安である．
④泳動終了後，ゲルプレートをエチジウムブロマイド溶液で染色し，エチジウムブロマイド溶液でプラスミドのバンドを観察する．必要に応じて専用のポラロイドカメラ，デジタルカメラで写真撮影を行う．電気泳動写真の例を**図Ⅷ-1**に示す．

図Ⅷ-1

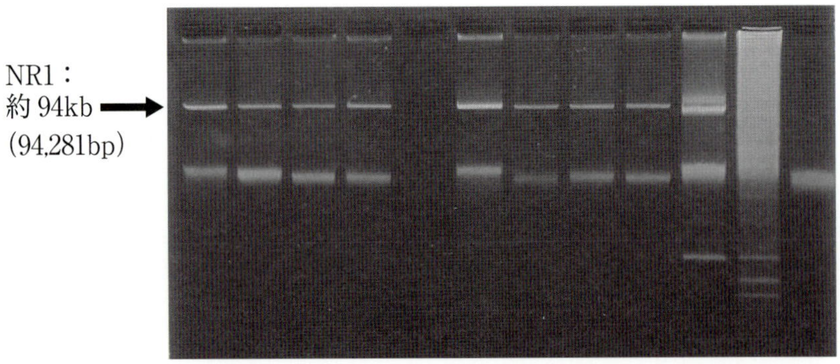

NR1：約94kb（94,281bp）

> **注意事項**

①フェノール・クロロホルム混液は刺激が強く，皮膚・組織に火傷のような変性を起こすので，ピペッティングや転倒混和の際には十分に注意する必要がある．
②エチジウムブロマイドには発癌性があるので，アガロースゲルの染色操作に

は細心の注意を払うことが必要である.

③紫外線は有害であるので，トランスイルミネータでアガロースゲルを観察する際には，紫外線よけの安全ゴーグルなどを着用して目を保護することが必要である．特に，短波長装置の場合は専用のフェイスシールドで顔全体を保護することが必要である．

2 接合伝達試験（液体培養法）

実習準備

＜使用菌株＞

供与菌：*E.coli* J53〔NR1（R100）〕などのRプラスミド保有株
　　　　NR1（R100）にはクロラムフェニコール（CP）耐性遺伝子，テトラサイクリン（TC）耐性遺伝子，ストレプトマイシン（SM）耐性遺伝子，サルファ剤耐性遺伝子があるので，*E.coli* J53〔NR1（R100）〕はこれら4薬剤に耐性

受容菌：*E.coli* W1895（リファンピシンのみに耐性），*E.coli* CSH2〔ナリジクス酸（NA）のみに耐性〕などのプラスミド非保有株

＜培地＞

①トリプトソイブイヨンまたはLBブロスなどの液体培地（中試験管5 ml×2本）

②トランスコンジュガント（Rプラスミドが伝達した受容菌）選択用寒天培地（平板3枚）

・作製法

　トリプトソイ寒天培地に供与菌のみが耐性を示す薬剤と受容菌のみが耐性を示す薬剤を添加する．たとえば，*E.coli* J53（NR1）を供与菌，*E.coli* CSH2を受容菌とする場合は，CP，TC，SMをそれぞれ50 μg/ml，NAを100 μg/ml含有する寒天平板を準備する．

③対照平板（供与菌のみが耐性を示す薬剤を添加した培地と受容菌のみが耐性を示す薬剤を添加した培地，それぞれ2枚）

・作製法

　たとえば，*E.coli* J53〔NR1（R100）〕を供与菌，*E.coli* CSH2を受容菌とする場合は，CP，TC，SMをそれぞれ50 μg/ml含有する寒天平板とNAを100 μg/ml含有する寒天平板を準備する．

④トリプトソイ寒天培地（トランスコンジュガント，供与菌，受容菌の純培養用として平板3枚）

⑤滅菌チューブ（モルトンキャップつき中試験管，ディスポーザブルのポリスピッツなど）

⑥コンラージ棒（菌液を平板に塗り広げるため）

操作
①供与菌と受容菌を対数増殖期後期まで振盪培養する．
②滅菌チューブに供与菌の培養菌液 0.5 ml，受容菌の培養菌液 4.5 ml を加えて混合し，ゆるやかに 60 分間振盪培養する．
③3 枚の選択用寒天平板に混合液を 0.1 m ずつとり，コンラージ棒で広げる．同様に，残った供与菌の培養菌液と受容菌の培養菌液をそれぞれ 2 種類の対照平板 1 枚ずつに広げる．
④一夜培養し，選択用寒天平板でトランスコンジュガントの発育を確認する．また，対照平板で供与菌と受容菌の発育・不発育を確認する．
⑤トランスコンジュガントの集落から白金線などで釣菌し，トリプトソイ寒天平板に接種後，一夜純培養する．このとき，供与菌と受容菌も純培養しておく．
⑥純培養したトランスコンジュガント・供与菌・受容菌について，前述の方法によるプラスミドの検出を行う．

結果の解釈
トランスコンジュガントと供与菌から同一サイズのプラスミドが検出され，受容菌にプラスミドが認められない場合，接合伝達が成立したことがわかる．

注意事項

コンタミネーションが起こると正しい結果を得ることができない．供与菌と受容菌の混合操作はコンタミネーションが起こりやすいので，細心の注意が必要である．

（森田耕司）

IX

実習モデル

IX 実習モデル

1 学内実習モデル1（3年制）

標準モデル策定に関する基準

①履修単位：2単位（90時間）とする．
②授業時間：授業1時限を45分とし，1回の実習授業時間を2時限とする．
③実施内容：
④実習人数：40人の設定とする．

「微生物検査学」実習の標準モデル

表IX-1に示すとおりである．

表IX-1

90時間：2コマを1回として設定

回	実習項目	備考
第1回	・実習に当たっての諸注意	
	・実習器具の準備	・実習プリントの配布
	・白金線および白金耳作製	・白金線および白金耳の使い方，培地の持ち方
	・基本手技の習得	・無菌操作，釣菌，画線分離，ガスバーナーの使い方
	・純培養	・使用培地：普通寒天培地等 ・使用菌：*Staphylococcus aureus*
	・手洗い指導・実施	・日常の手洗い，衛生的手洗い，手術室用の手洗い
第2回	・培地作製	・作製培地：トリプチケースソイ寒天培地（TSA），ヒツジ血液寒天培地，チョコレート寒天培地，BTB寒天培地，普通ブイヨン，マンニット食塩培地，6.5%滅菌生食等
	・消毒液の調整	
	・乾熱滅菌	・乾熱滅菌器の使用法
	・基本手技の確認	・光学顕微鏡の使用法確認，ピペットの使用法習得（駒込ピペット，使い捨てピペット）
	・Gram染色	・使用菌：*Staphylococcus aureus*, *Escherichia coli*

第3回	・Gram positive cocci 1: *Staphylococcus*属	・分離培養・性状確認試験, Gram染色* ・使用菌: *Staphylococcus aureus*, CNS(coagulase-negative staphylococci)
第4回	・Gram positive cocci 1: *Staphylococcus*属	・試薬等: カタラーゼ試験, マンニット食塩培地, 6.5%滅菌生食水, ウサギプラズマ, ラテックス凝集反応等 ・培養結果観察・性状確認試験判定, Gram染色*
	・Gram positive cocci 2: *Enterococcus*属, *Streptococcus*属	・分離培養・性状確認試験, Gram染色*
	・*Enterococcus*属	・使用菌: *Enterococcus faecalis*, *Enterococcus faecium* ・試薬等: カタラーゼ試験, 6.5%滅菌生食水, バイルエスクリン (BE) 培地, EF培地
	・*Streptococcus*属	・使用菌: *Streptococcus pyogenes*, *Streptococcus agalactiae*, *Streptococcus pneumoniae*, α-*Streptococcus* sp., β-*Staphylococcus aureus* (CAMP test用) ・試薬等: カタラーゼ試験, 6.5%滅菌生食水, バシトラシン感受性ディスク, オプトヒン感受性ディスク, CAMPtest
第5回	・Gram positive cocci 2: *Enterococcus*属, *Streptococcus*属	・培養結果観察・性状確認試験判定, Gram染色*
第6回	・腸内細菌 1 (enteric bacteria)	・分離培養・性状確認試験, Gram染色*
		・使用菌: *Citrobacter freundii*, *Klebsiella pneumoniae*
		・試薬等: オキシターゼ試験用ろ紙, TSI培地, SIM培地, LIM培地, VP培地, シモンズクエン酸塩培地 (腸内細菌性状確認用) 等
	・ブドウ糖非発酵菌 (GNF)	・分離培養・性状確認試験, Gram染色*
		・使用菌: *Pseudomonas aeruginosa*
		・試薬等: オキシターゼ試験用ろ紙, OF培地, TSI培地, LIM培地, ARG培地, NAC培地, アシルアミダーゼ試験用培地
第7回	・腸内細菌1	・培養結果観察・性状確認試験判定, Gram染色*
	・ブドウ糖非発酵菌 (GNF)	・培養結果観察・性状確認試験判定, Gram染色*
	・真菌検査: スライドカルチャー準備	・シャーレ (ガラス), スライドガラス, カバーガラス, U字管およびろ紙を滅菌

第8回	・腸内細菌 2 (enteric bacteria)	・分離培養・性状確認試験，Gram染色*
		・使用菌：*Proteus mirabilis*, *Morganella morganii*, *Enterobacter cloacae*, *Serratia marcescens*, *Salmonella* Enteritidis
		・試薬等：オキシターゼ試験用ろ紙，TSI培地，SIM培地，LIM培地，VP培地，シモンズクエン酸塩培地，ウレアーゼ培地，DNA培地（腸内細菌性状確認用）等
第9回	・腸内細菌 2	・培養結果観察・性状確認試験判定，Gram染色*
	・*Vibrio*属	・分離培養・性状確認試験，Gram染色*
		・試薬等：オキシターゼ試験用ろ紙，TCBS寒天培地，3%NaCl加確認培地作製：TSI培地，SIM培地，LIM培地，VP培地，シモンズクエン酸塩培地，0%,3,8%,10%アルカリペプトン水（*Vibrio*属性状確認用）
		・使用菌：non-agglutinable vibrio (NAG)，*Vibrio parahaemolyticus*
	・薬剤感受性試験	・試薬等：薬剤感受性ディスク，ミュラーヒントン培地，滅菌生食，滅菌綿棒
		・使用菌：*Pseudomonas aeruginosa*, *Enterococcus faecium*, *Serratia marcescens*, *Staphylococcus aureus*, MRSA
第10回	・*Vibrio*属	・培養結果観察・性状確認試験判定，Gram染色*
	・薬剤感受性試験	・薬剤感受性試験判定
	・*Haemophilus*属	・分離培養・性状確認試験，Gram染色*
		・使用菌：*Haemophilus influenzae*, *Haemophilus parainfluenzae*
		・試薬等：オキシターゼ試験用ろ紙，ヒツジ血液寒天培地，ウマ血液寒天培地，チョコレート血液寒天培地，トリプトソイ寒天培地，ヘモフィルス鑑別用XVディスク
	・*Neisseria*属	・分離培養・性状確認試験，硝酸塩還元試験，グルコース，マルトース，シュクロース，ラクトース分解テスト，Gram染色*
		・試薬等：オキシターゼ試験用ろ紙
	・抗酸菌検査	・1%小川培地，3%小川培地，4%NaOH水溶液，Ziehl-Neelsen染色
第11回	・*Haemophilus*属	・培養結果観察・性状確認試験判定，Gram染色*
	・*Neisseria*属	・培養結果観察・性状確認試験判定，Gram染色*
	・グラム陽性桿菌 （Gram positive bacillus）	・使用菌：*Bacillus subtilis* ・培養結果観察・Gram染色判定*
	・莢膜染色	・使用菌：*Bacillus subtilis*, *Haemophilus influenzae*, *Klebsiella pneumoniae* ・Hiss法

第12回	・真菌1：酵母様真菌	・使用菌：*Candida albicans*, *Candida glabrata*, *Cryptococcus neoformans* ・試薬等：CHROMagar Candida, 80%Tween加コーンミール寒天（厚膜胞子産生用）サブローブドウ糖培地，培地墨汁（墨汁染色用），血清（発芽菅試験用）
	・真菌2：糸状菌	・スライドカルチャー ・使用菌：*Aspergillus fumigatus*, *Aspergillus niger* ・試薬等：サブローブドウ糖培地（巨大コロニー用），ラクトフェノール・コットン・青染色
第13回	・真菌1：酵母様真菌	・培養結果観察・性状確認試験判定，Gram染色*
	・真菌2：糸状菌	・培養結果観察・ラクトフェノール・コットン・青染色
第14回	・疑似検体検査（膿）	・使用菌：グラム陽性球菌，腸内細菌，偏性嫌気性菌 ・試薬等：ヒツジ血液寒天培地，チョコレート寒天培地，BTB寒天培地，ブルセラHK寒天培地，使用菌用の選択培地（BBE,CCFA培地等）等 ・検体観察 ・検体のGram染色* ・検体分離培養（好気培養，嫌気培養）
	・病院における微生物検査の流れについて（講義）	
第15回	・疑似検体検査（膿）	・培養培地の観察（培養発育コロニー観察），釣菌
	・好気性菌，通性嫌気性菌	・培養菌のコロニーGram染色* ・純培養 ・分離培養・性状確認試験（耐気性確認培養試験含む） ・好気性菌，通性嫌気性菌の培養結果観察・性状確認試験判定，Gram染色*
第16回	・疑似検体検査（膿）	・偏性嫌気性菌の耐気性確認培養試験判定
	・偏性嫌気性菌	・培養培地の観察（培養発育コロニー観察）
	・安全キャビネット	・オートクレーブの安全な使い方
第17回	・病院感染対策の実践，ICTとICD,ICMTの役割（講義）	・安全キャビネットの使用法
	・抗酸菌検査	・3％小川培地の観察判定（4週目）
	・片付け	
第18回	・実習終了試験／解説	

＊：Gram染色の準備
①染色液：Gram染色Hucker変法（ハッカーのクリスタル紫、ルゴール、無水エタノール、サフラニン等）、バーミーM、フェイバーG等．
②器具：白金線、白金耳、滅菌生食水．スライドガラス、ピンセット、ガスバーナーバット、ろ紙、光学顕微鏡、イマージョンオイル、ジエチルエーテル等．

（柴田明佳）

2 学内実習モデル2（4年制）

IX 実習モデル

標準モデル策定に関する基準

①履修単位：2単位（90時間）とする．
②授業時間：授業1時限を45分とし，1回の実習授業時間を2時限とする．
③実施内容：
④実習人数：40人の設定とする．

「微生物検査学」実習の標準モデル

表IX-2に示すとおりである．

表IX-2

90時間：2コマを1回として設定

回	実習項目	実習内容
第1回	・微生物検査の基本操作 ・培地作製方法，細菌の培養法，常在細菌の分離培養	・無菌操作法，滅菌の仕方，消毒方法，培地の作製方法，細菌の培養の種類と方法 ・手指および口腔内の常在菌の分離培養検査
	・Gram陽性球菌の検査方法	・*Staphylococcus*, *Streptococcus*, *Enterococcus*について分離培養検査
第2回	・常在細菌の分離培養の観察 ・塗抹検査法〔単染色，Gram染色，芽胞染色〕	・常在菌の分離培養の観察(集落の観察法，溶血性) ・常在菌を用いて単染色，Gram染色，芽胞染色法および顕微鏡による観察
	・Gram陽性球菌の検査方法	・*Staphylococcus*, *Streptococcus*, *Enterococcus*についてGram染色，同定検査，薬剤感受性試験
第3回	・Gram陽性球菌の検査方法	・*Staphylococcus*, *Streptococcus*, *Enterococcus*について同定検査，薬剤感受性試験の結果判定
第4回〜第6回	・腸内細菌科の検査方法	・腸内細菌科についてGram染色，分離培養検査，同定検査，薬剤感受性試験，血清学的検査
第7回〜第9回	・ブドウ糖非発酵Gram陰性桿菌の検査方法	・*Pseudomonas*, *Burkholderia*, *Acinetobacter*についてGram染色，分離培養検査，同定検査，薬剤感受性試験 ・鞭毛染色と検鏡
第10回	・抗酸菌の検査方法 ・*Nocardia*の検査方法	・抗酸菌について抗酸性染色と検鏡，分離培養検査（*Mycobacterium*, *Nocardia*）
第11回〜第13回	・嫌気性菌の検査方法	・*Bacteroides*, *Prevotella*, *Clostridium*についてGram染色，分離培養検査，同定方法，薬剤感受性試験
第14回	・真菌の検査方法	・*Candida*, *Cryptococcus*, *Aspergillus*, *Trichophyton*について分離培養検査，巨大集落形成，スライドカルチャー法による真菌の形態鑑別方法
第15回	・ウイルスの検査方法	・培養細胞を用いたウイルスの培養，細胞変性の確認 ・中和反応試験 ・電子顕微鏡を用いたウイルスの観察法
第16回〜第18回	・呼吸器系感染症起因菌の検査方法	・喀痰・咽頭ぬぐい液などの材料からの起因菌検査方法について (*Streptococcus*, *Bordetella*, *Legionella*, *Moraxella*など)
第19回〜第21回	・腸管系感染症起因菌の検査方法	・糞便材料からの起因菌検査方法について〔*Shigella*, *Escherichia coli* (EHEC), *Vibrio*, *Aeromonas*, *Campylobacter* など〕 ・毒素の検査方法
第22回〜第24回	・髄膜炎，性感染症起因菌の検査方法	・髄液・尿材料からの起因菌検査方法について（*Haemophilus*, *Listeria*, *Neisseria*など）

(北尾孝司)

X

臨地実習に望むもの

1 臨地実習に望むもの

① 臨地実習の目的と心構え

微生物検査における臨地実習の主たる目的は，検査室で日常的に行われている検査（ルーチン検査）を体験し，基礎的な検査手技はもとより，学内実習では得ることが困難な技術や知識を習得することにある．特に，実際の検査材料を対象とした細菌の分離同定検査は，実習項目のなかでも中心的な位置づけになるが，常に，"検査材料は病める患者から採取されたものであること"，"採取された検査材料がその時点での患者の状態を反映し，二度と得られない情報をもっていること"を認識して実習に取り組まなければならない．また，微生物検査室で分離同定する細菌や真菌は，"ヒトに感染症を起こした病原体"あることを強く認識し，自身・他者への感染事故を防ぐために万全の注意を払わなければならない．検査室内における感染事故は，実習者にとって最も恥ずべき事故であり，実習指導者に対して多大な迷惑をかけることを知るべきである．

メチシリン耐性黄色ブドウ球菌（MRSA），多剤耐性緑膿菌（MDRP），バンコマイシン耐性腸球菌（VRE）などによる医療関連感染（院内感染，病院感染）が問題になって久しいが，病院内における微生物検査室および微生物検査に携わる臨床検査技師は，感染制御の要として重要な役割を担っていることも心得て実習に臨んでほしい．ちなみに，日本臨床微生物学会では，"認定臨床微生物検査技師"，"感染制御認定臨床微生物検査技師"の認定制度を設け，高度な微生物検査や感染制御の技術・能力に特化した臨床検査技師に資格を付与している．

微生物検査の現場は病院内のすべてであると言っても過言ではない．手術部（手術室），医療機材滅菌室（中央材料室）など他部門・施設の見学，院内感染対策チーム（ICT）などによる院内ラウンド同行などの機会があれば，積極的に参加して感染制御の実際を知ってほしい．

② 微生物検査の臨地実習の標準実習項目

①細菌検査装置（自動同定装置・自動薬剤感受性測定装置・自動血液培養装置など）
②胃腸炎・食中毒の起因菌検査と抗菌薬有効性の評価
③泌尿生殖器感染症の起因菌検査と抗菌薬有効性の評価
④呼吸器感染症の起因菌検査と抗菌薬有効性の評価
⑤表在性および深在性化膿巣からの起因菌検査と抗菌薬有効性の評価

⑥敗血症，髄膜炎の起因菌検査と抗菌薬有効性の評価
⑦抗酸菌検索と検出菌の同定，抗結核薬等の有効性の評価
⑧抗菌薬耐性菌のスクリーニング手法
⑨各種迅速同定・診断法の習得と緊急検査への対応
⑩各検査（検査群）の臨床的意義と評価
⑪精度管理の目的と方法
⑫感染制御（医療関連感染対策）の実際
　＊『臨床検査技師教育臨地実習マニュアル』（社団法人日本臨床衛生検査技師会）より抜粋・一部改変・追加

(森田耕司)

【編者所属】

森田耕司
　群馬パース大学客員教授

【著者所属】

森田耕司
　上記

柴田明佳
　元 新渡戸文化短期大学臨床検査学科教授／東京医学技術専門学校臨床検査学科

香取尚美
　昭和医療技術専門学校臨床検査技師科

邑岡麻子
　元 高知学園短期大学医療衛生学科医療検査専攻教授

石田洋一
　元 京都保健衛生専門学校副校長

松村　充
　帝京大学医療技術学部臨床検査学科准教授

今西麻樹子
　神戸常盤大学保健科学部医療検査学科助教

金子博司
　北里大学保健衛生専門学院臨床検査技師養成科

千田俊雄
　元 東京医科歯科大学大学院保健衛生学研究科助教

北尾孝司
　愛媛県立医療技術大学保健科学部臨床検査学科教授

臨床検査学実習書シリーズ
微生物検査学　実習書　　ISBN978-4-263-22328-4

2012年6月25日　第1版第1刷発行
2023年1月10日　第1版第8刷発行

監　修　一般社団法人
　　　　日本臨床検査学教育協議会
編　者　森田耕司
発行者　白石泰夫
発行所　医歯薬出版株式会社
　〒113-8612　東京都文京区本駒込1-7-10
　TEL（03）5395-7620（編集）・7616（販売）
　FAX（03）5395-7603（編集）・8563（販売）
　https://www.ishiyaku.co.jp/
　郵便振替番号 00190-5-13816

乱丁，落丁の際はお取り替えいたします　　印刷・木元省美堂／製本・榎本製本
© Ishiyaku Publishers, Inc., 2012. Printed in Japan

本書の複製権・翻訳権・翻案権・上映権・譲渡権・貸与権・公衆送信権（送信可能化権を含む）・口述権は，医歯薬出版㈱が保有します．

本書を無断で複製する行為（コピー，スキャン，デジタルデータ化など）は，「私的使用のための複製」などの著作権法上の限られた例外を除き禁じられています．また私的使用に該当する場合であっても，請負業者等の第三者に依頼し上記の行為を行うことは違法となります．

JCOPY ＜出版者著作権管理機構 委託出版物＞

本書をコピーやスキャン等により複製される場合は，そのつど事前に出版者著作権管理機構（電話 03-5244-5088, FAX 03-5244-5089, e-mail：info@jcopy.or.jp）の許諾を得てください．